EL VIAJE INTERIOR

Las enseñanzas del

YOGA

Edición a cargo
de Georg Feuerstein

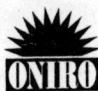

ONIRO

Colección dirigida por Carlo Frabetti

Título original: *Teachings of Yoga*
Publicado en inglés por Shambhala Publications, Inc., Boston

Traducción de Nuria Martí

Diseño de cubierta: Víctor Viano

Distribución exclusiva:
Ediciones Paidós Ibérica, S.A.
Mariano Cubí 92 – 08021 Barcelona – España
Editorial Paidós, S.A.I.C.F.
Defensa 599 – 1065 Buenos Aires – Argentina
Editorial Paidós Mexicana, S.A.
Rubén Darío 118, col. Moderna – 03510 México D.F. – México

1ª *edición, 1998*

ISBN: 84-89920-33-8
Depósito legal: B-31.488-1998

Impreso en Hurope S.L.
Lima, 3 bis – 08030 Barcelona

Impreso en España – *Printed in Spain*

El yoga es la mayor virtud

No existe, en verdad, mayor virtud que el yoga,
ni mayor tesoro que el yoga,
ni mayor sutileza que el yoga.
Nada hay más excelso que el yoga.

YOGA-SHIKHA-UPANISHAD

DEDICADO A
LOS MAESTROS Y PRACTICANTES DE YOGA
DE TODO EL MUNDO

Índice

Prefacio del editor

Hace unos cuatro mil años, o quizá más, el príncipe Arjuna se vio implicado en una de las más encarnizadas batallas libradas en suelo hindú. En la mañana de la primera de las dieciocho batallas, sintió una profunda conmoción al reconocer que tendría que luchar y posiblemente mutilar o incluso matar a sus familiares y antiguos maestros que se encontraban en filas enemigas. Se sentía totalmente confuso, a punto de renunciar a sus responsabilidades como jefe militar, hasta que Krisna, el hombre-dios, intervino. Krisna, la propia encarnación del Divino, hizo saber al desconcertado príncipe que era preciso luchar por la justicia y la verdad (el dharma) y que debía hacer cuanto le fuera posible por vencer a las fuerzas del mal. Krisna indicó a Arjuna que si quería comprender la aparentemente absurda tarea que tenía que afrontar, el príncipe debía apartar su visión del mundo material y abrir los ojos a la realidad espiritual, al Ser Divino. Sólo así lo vería todo con claridad, y su confusión desaparecería. Tras recibir estas instrucciones, Arjuna comprendió que no debía sucumbir a la inacción por culpa de su miedo, sino que debía tomar una decisión. Optó por luchar; lo haría, sin embargo, de modo desinteresado, sin odio o resentimiento, según el gran ideal del karma-yoga, la senda de la autotrascendencia por medio de la acción.

El conocido diálogo entre Arjuna y Krisna, tal como fue recogido para la posteridad en el famoso *Bhagavad-Gita* («El Canto del Señor»), tiene indudablemente raíces históricas. Pero su esencial significado es una alegoría de la vida espiritual, la cual exige siempre que nos enfrentemos infatigablemente a la oscuridad del egoísmo y del demérito que albergamos en nuestro interior. Arjuna tipifica al ser espiritual que busca la Verdad y, hasta que no recibe las iluminadoras instrucciones de un maestro cualificado, vive sumido en la ignorancia causando innecesarios sufrimientos a sí mismo y a los demás. Krisna es el ser iluminado que simplemente fluye con el curso de la vida. Como indica a su discípulo de real estirpe, él es el Yo de Arjuna, y mora en lo más recóndito de su ser.

Todos tenemos en nuestra naturaleza un Krisna y un Arjuna. Somos a la vez el Yo Supremo (o Espíritu) y el yo (o esclavizante ego). A medida que logremos trascender o, como dicen las escrituras sánscritas, «conquistar» el yo, alcanzaremos gradualmente, es decir, se manifestará el auténtico Yo. Según el testimonio de los más grandes sabios, el Yo Supremo es inmortal, omnisciente, omnipresente, luminoso, gozoso y libre de maldad. No puede perderse nunca, pero debemos redescubrirlo limpiando el espejo de nuestra propia mente. La mente es el mercurio alquímico que debe ser transmutado en oro puro. Es también el caldero en el que tiene lugar el proceso de transformación. Los yoguis son grandes alquimistas espirituales cuya secreta tarea es su propia metamorfosis.

Todos nosotros somos, al menos potencialmente, capaces de hacer lo mismo. Tarde o temprano, cuando hayamos comprendido lo suficiente sobre nuestra existencia humana, afrontaremos el reto de realizarla. Algunos avanzarán en la senda con rapidez, otros con mayor lentitud. Pero, como asegura el *Bhagavad-Gita* (2.4), ningún esfuerzo será vano. Sin embargo, debemos dar el primer paso, y a continuación el siguiente, y el siguiente. Si seguimos con constancia y fe esta senda de autotransformación, triunfaremos y alcanzaremos la iluminación. Éste es el principal mensaje de todas las formas de yoga, ya sea karma yoga (la senda de la autotrascendencia a través de la acción), bhakti yoga (la senda de la autotrascendencia a través del amor y la devoción), jnana yoga (la senda de la sabiduría), raja yoga (la real senda de la meditación), hatha yoga (la senda de la fuerza y de la transformación corporal), mantra yoga (la senda del sonido numinoso), taraka yoga (la senda de la luz), tantra yoga (la senda de la realización extática) o sahaja yoga (la senda de la espontaneidad).

La iluminación significa recuperar nuestra verdadera identidad como Yo Supremo o Espíritu. Este magnífico acontecimiento interior anuncia el final de nuestro sufrimiento y de nuestra confusión. Significa el retorno al hogar.

En ese caso, ¿qué ocurre? Los occidentales, con su gran tendencia a la actividad, se sienten preocupados ante la perspectiva de alimentarse eternamente de lotos. Pero la iluminación no contiene prescripciones sobre el modo de vivir. Entre los grandes adeptos de la India ha habido tanto eremitas que vivían en cuevas como reyes. Como afirma el *Bhagavad-Gita* (2.48): «Dícese del yoga que es la ecuanimidad». El término sánscrito *samatva*, comúnmente traducido como «ecuanimidad», significa literalmente «unicidad», y en este caso se refiere a la suprema habilidad del yogui realizado de percibir al Único en todo y en cualquier lugar. El hecho de que los adeptos se manifiesten de manera activa o pasiva es irrelevante, se trata simplemente de un hecho de preferencia personal o de una tendencia innata (*svabhava*). Sin embargo, cuando actúan, lo hacen siempre con demostrada habilidad. De ahí que el *Bhagavad-Gita* (2.50) defina con exactitud el yoga como «la habilidad en la acción». La iluminación hace que la tarea del vivir se lleve a cabo con sublime facilidad. Al desvanecer la ilusión del ego, erradica el sufrimiento, pero no los retos de la impermanente existencia, incluyendo la enfermedad y la pérdida.

La palabra *yoga*, como a menudo se ha especificado, significa «unión» y también «disciplina». En relación con su primera connotación, el dios Ganesha, manifestado con la apariencia de elefante, explica en el *Ganesha-Gita* (I.6-9, 20b):

Los sabios no afirman: «El yoga es la unión». El yoga no es la unión con la riqueza. El yoga no es la unión con los objetos o con los elementos.

Oh, Rey de los hombres, el yoga no es la unión con los padres, madres, y demás; ni la unión con familiares, hijos y demás; ni la unión con los ocho poderes sobrenaturales.

Nada de esto es yoga. El yoga no es la unión con una mujer que, en este mundo, posee un bello cuerpo, ni la unión con la soberanía. Ni tampoco es la unión con elefantes y caballos.

El yoga no es incluso la unión con el reino de Indra, tan deseado por los aspirantes del yoga. Sigo afirmando que el yoga tampoco es la unión con la morada o la verdad.

...afirmo que el yoga que consiste en la actitud de no separación es el perfecto yoga.

Es decir, los grandes adeptos sólo se unen con el Yo Supremo, que es el mismo en todos los seres. Al percibirlo con esta visión, no hacen ningún tipo de distinciones, aunque lleven una vida activa o permanezcan sumidos en la contemplación. Ésta es la meta de la disciplina unitiva denominada yoga.

La mayoría de las escrituras sobre yoga son muy técnicas, algunas de ellas incluso extremadamente, y están llenas tanto de difíciles nociones filosóficas y metafísicas como de crípticas descripciones de avanzadas prácticas espirituales. Para poder reunir una antología que resultase de utilidad a los principiantes, he tenido que examinar gran cantidad de textos originalmente escritos en sánscrito, hindi, marath y tamil, a fin de identificar los pasajes más representativos de la visión yóguica sin que estuvieran cargados de difíciles conceptos o prácticas que el neófito occidental sería casi incapaz de comprender, de no ir acompañados por largas explicaciones o tediosas notas a pie de página.

El propósito de esta antología es, ante todo, edificar el espíritu del estudiante y, en segundo lugar, instruirlo, sin dejar de preservar al mismo tiempo la integridad de la tradición del yoga. Las citas de esta obra han sido elegidas por su fuerza inspiradora. A pesar de los siglos, continúan todavía transmitiéndonos su mensaje porque a través de la historia la condición humana sigue siendo esencialmente la misma: o bien nos hemos liberado de las garras del ego (*ahamkara*), o permanecemos esclavizados por ellas. O bien vivimos como el Yo, que es el mismo en todos los seres, o nos sentimos como solitarias islas. O bien permanecemos en un estado de gozo, o perseguimos cualquier placer temporal que podamos conseguir, ya que básicamente estamos sufriendo. O bien somos una compasiva presencia en el mundo, o estamos inmersos en la lucha por la supervivencia, la cual inevitablemente nos conduce a lastimar a los demás. O bien *somos* amor, o deseamos constantemente que nos amen. O bien vivimos en el Yo, o escenificamos el ilusorio ego.

Es preciso recordar que la mayoría de las citas seleccionadas provienen de textos que fueron originalmente escritos o transmitidos por cualificados adeptos en el arte y la ciencia del yoga, por maestros de los sentidos y la mente, cuya visión penetraba profundamente en los misterios de la existencia. Ya que su sabiduría iba más allá del tiempo, podemos beneficiarnos de ella igual que lo hicieron los aspirantes a la Verdad del pasado. He incluido también pasajes procedentes de escritos o enseñanzas de maestros más recientes, como Sri Ramakrishna Swami Vivekananda, Swami Sivananda, Sri Aurobindo, Swami Rama Tirtha, Meher Baba, «Mahatma» Gandhi, Paramahamsa Yogananda, Swami Muktananda, Nisargadatta Maharaj Gopi Krishna y Swami Sivananda Radha. Sin embargo, y a pesar de sentirme tentado a hacerlo, he evitado utilizar los escritos de los maestros de yoga que todavía viven, principalmente para no producir una impresión de parcialidad.

Las citas, distribuidas libremente a lo largo de la obra, tratan desde el estudio de la naturaleza de la existencia humana y de la encarnación, hasta la necesidad de renuncia y perfeccionamiento de la mente; desde la descripción del discípulo ideal y el valor de la iniciación recibida de un maestro cualificado, hasta la descripción de la senda yóguica. Finalizan exponiendo los estados de conciencia más elevados y la liberación, incluyendo varios pasajes escritos por grandes adeptos en el momento de sus experiencias extáticas.

La tradición del yoga no sólo abarca más de cuatro mil años de antigüedad, sino numerosas escuelas filosóficas hindúes, y se ha demostrado que ha ejercido una gran influencia en el desarrollo del hinduismo, budismo, jainismo y sikhismo. Esta antología se centra exclusivamente en el yoga hindú en su manifestación preclásica, clásica y posclásica. En otras de mis obras ya he tratado ampliamente los aspectos fundamentales de las diferentes fases de la tradición del yoga. En ésta he dejado al descubierto el corazón del yoga. Tras la atenta lectura y reflexión de los textos seleccionados en esta pequeña obra, creo que los lectores no sólo comprenderán las enseñanzas esenciales del yoga, sino que también se sentirán atraídos por su luminosa energía. De este modo, su vida espiritual se verá notablemente enriquecida.

Escuchar (*shravana*) las revelaciones de los sabios y santos es una práctica que aquellos que buscan la Verdad han realizado desde tiempos inmemoriales. Siempre que dirigimos nuestra atención hacia algo, participamos en ello en un nivel sutil. De ahí que sea tan importante tener en cuenta hacia dónde dirigimos la atención. Hace muchos años los sabios ya habían señalado que el mejor modo de unirse con la Verdad de modo directo a través de una profunda meditación y éxtasis era escucharla de boca de alguien que la conociera, y refexionar después sobre ella con la propia capacidad de razonamiento.

Escuchemos, pues, atentamente, para poder beneficiarnos de su mensaje, las palabras de estos ilustres adeptos que han hallado la verdad, maestros de un lejano y más reciente pasado que han realizado el Yo.

De camino hacia el Divino

El ascenso a la Vida divina es el viaje interior del ser humano, la Tarea más sublime, el adecuado Sacrificio. Es la única auténtica empresa del hombre en el mundo, el motivo de su existencia, sin el cual tan sólo sería un insecto pululando entre otros efímeros insectos sobre la superficie de una partícula de barro y agua que ha conseguido formarse en medio de la espantosa inmensidad del universo físico.

SRI AUROBINDO

Este pasaje, como la mayoría de los que forman parte de esta antología, fue escrito mucho antes de que el feminismo nos concienciara de la tendencia discriminatoria del lenguaje. El sánscrito, a semejanza del castellano, emplea pronombres masculinos en las sentencias genéricas. El editor pide a los lectores que tengan la gentileza de tenerlo en cuenta.

El precioso cuerpo humano

Siva, el Señor, dijo:

Después de obtener el cuerpo humano, tan difícil de conseguir, y que sirve de vehículo hacia la liberación, ¿quién puede superar en pecado a aquel que no logra alcanzar el Yo?

Por lo tanto, después de obtener la más sublime de las formas de vida posibles, quien no conozca su propio tesoro se está matando a sí mismo.

¿Cómo podría conocerse el objetivo de la vida humana sin un cuerpo humano? De ahí que, tras haber obtenido el regalo del cuerpo humano, se deban realizar acciones meritorias.

Uno mismo es el que debe protegerse. El cuerpo es el recipiente que todo lo contiene. Debemos esforzarnos por protegerlo. De lo contrario, la Verdad no podrá ser percibida.

La aldea, la casa, la tierra, el dinero, incluso el karma favorable y desfavorable pueden obtenerse una y otra vez; no sucede así, en cambio, con el cuerpo humano.

Las personas se esfuerzan siempre por proteger su cuerpo. No desean abandonarlo, aunque padezcan la lepra o cualquier otra enfermedad.

Con el objetivo de alcanzar el conocimiento, la persona virtuosa debe esforzarse en preservar su cuerpo. El conocimiento aspira al yoga de la meditación. Con él, dicha persona se liberará rápidamente.

Si uno no se protege a sí mismo de lo desfavorable, ¿quién, si no, aun albergando buenas intenciones, logrará alcanzar el Yo?

Aquel que durante su permanencia en la Tierra no logra curarse de las terribles enfermedades, ¿cómo podrá hacerlo cuando se dirija a un lugar en el cual no existe remedio alguno?

¿Qué necio empieza a excavar un pozo cuando su casa está ya envuelta por las llamas? En tanto el cuerpo exista, debe cultivarse la Verdad.

La vejez es como una tigresa; la vida se escapa como el agua contenida en una vasija rota; las enfermedades atacan como enemigos. Por eso debemos cultivar ahora la más alta virtud.

La más alta virtud debe cultivarse mientras los sentidos no se hayan debilitado, antes de que el sufrimiento esté firmemente arraigado y mientras las adversidades no se hayan convertido en insostenibles.

Kula-Arnava-Tantra

El momento de alcanzar
a Dios es ahora

No obtenemos una vida humana
por el simple hecho de pedirlo.
Nacer en un cuerpo humano
es la recompensa otorgada a las buenas acciones
realizadas en vidas pasadas.
La vida crece y decrece de manera imperceptible,
y es muy fugaz.
Una vez caída, una hoja
no puede volver a la rama.
He aquí el océano de la existencia cíclica
con su rápida e irresistible marea.
Oh, amado Señor, guía de mi alma,
conduce con rapidez mi barca a la más lejana orilla.
Mira es la esclava del amado Señor,
y dice: «La vida sólo dura algunos días».

MIRABAI

El significado de la vida humana

El sabio Prahlada dijo:

Durante la juventud es cuando la persona con sabiduría debe cultivar las virtudes que Dios ama. El nacimiento humano es difícil de obtener aquí en la Tierra; pero, a pesar de su brevedad, la vida humana está llena de significado.

Por consiguiente, esa persona debe acercarse a los pies del Señor, porque Él es el compasivo gobernador del yo de todas las criaturas que tanto lo aman.

Los seres de cualquier lugar, encarnados en un cuerpo, cosechan fácilmente tanto los placeres sensoriales como el sufrimiento, según sea su destino.

No debe perseguirse el placer, ya que sería malgastar la vida y no aportaría la suprema paz que tan sólo surge de los pies de loto del Señor.

Por lo tanto, una persona inteligente inmersa en el mundo debe esforzarse por hallar la paz no cuando su cuerpo humano empiece a declinar, sino cuando está en todo su esplendor.

La duración de la vida humana es de cien años. Una persona sin ningún tipo de autodominio malgasta la mitad de ella, ya que duerme sumida en el sopor, en la oscuridad de la noche.

En la niñez y juventud, en medio de la perplejidad y los juegos, se pierden veinte años; en la vejez, con los problemas de salud y la mengua de la capacidad de determinación, se pierden otros veinte más.

Los restantes los malgasta aquella persona que, llevada por una gran confusión y un insaciable deseo, siente un profundo apego por la vida familiar.

¿Cómo puede una persona apegada a la vida familiar, y sin ningún control sobre sus sentidos, atados éstos por los fuertes lazos del afecto, liberarse a sí misma?

Bhagavata-Purana

El potencial del cuerpo

El sabio Vasishtha dijo:

Para el ignorante, este cuerpo es una fuente de interminable sufrimiento; pero para el sabio, es una fuente de infinito gozo.

Para el sabio, su desaparición no representa pérdida alguna, pero mientras perdura, constituye un completo manantial de gozo.

El sabio utiliza el cuerpo a modo de vehículo capaz de transportarle con toda rapidez a través de este mundo; se lo conoce como el carro para alcanzar la liberación y el infinito deleite.

Ya que el cuerpo permite que el sabio experimente el sonido, la visión, el sabor, el tacto, los olores, y también la prosperidad y la amistad, le es de gran beneficio.

A pesar de que la posesión del cuerpo conduzca a una cadena de dolorosas y dichosas actividades, el sabio omnisciente puede pacientemente soportar cualquier clase de experiencia.

El sabio reina, libre de la febril infelicidad, en la ciudad conocida como el cuerpo, igual que Vasava [Indra] mora en su ciudad liberado de toda aflicción.

No le hace arrojarse en el pozo del orgullo como un fogoso caballo, ni le impele a abandonar a su «hija» de la sabiduría movido por una insana ambición.

Yoga-Vasishtha

Fortalece el cuerpo para poder liberar la mente

El sabio Gheranda dijo:

No hay peor prisión que la ilusión (*maya*), ni mayor poder que el yoga; no hay mejor amigo que la sabiduría, ni peor enemigo que el ego (*ahamkara*).

De igual modo que, para aprender las ciencias, se debe empezar aprendiendo el alfabeto, para alcanzar el conocimiento de la Verdad es necesario cultivar el yoga.

El cuerpo de las criaturas nace de sus buenas o malas acciones. Y, a su vez, el cuerpo produce karma; así es como gira la noria de la existencia.

De igual modo que la noria gira impulsada por la fuerza de los bueyes castrados, el individuo gira a través de la vida y la muerte movido por la fuerza de su karma.

El cuerpo siempre se va desgastando, como un reci-

piente de barro sin cocer sumergido en el agua. De ahí
que se deba cultivar el buen estado físico del cuerpo
templándolo con el fuego del yoga.

Gheranda-Samhita

Microcosmos y macrocosmos

En el interior de este cuerpo se halla el Monte Meru, los siete continentes, los lagos, los océanos, las montañas, las llanuras y las deidades protectoras de dichas llanuras.

En él moran también los videntes, los sabios, la totalidad de estrellas y de planetas, los puentes de los ríos sagrados, los centros de peregrinaje, así como las deidades de esos centros.

En él giran el Sol y la Luna, los causantes de la creación y la aniquilación. De igual modo, contiene el éter, el aire, el fuego, el agua y la tierra.

Todos los seres encarnados en los tres mundos, que están conectados con el Monte Meru, moran en el cuerpo junto con todas sus actividades.

Aquel que conoce todo esto es un yogui. Sin ninguna duda.

Shiva-Samhita

El transmutado cuerpo del yogui

Todo el mundo es conquistado por el cuerpo. En cambio, los yoguis conquistan el cuerpo. ¿Cómo podrían el placer y el dolor, el fruto del karma, llegar a afectarles?

Aquel que ha conquistado los sentidos, la mente, la mente más elevada (*buddhi*), el deseo, la ira... lo ha conquistado todo. Por lo tanto, ¿qué podría perturbarle?

A medida que los grandes elementos y los demás principios de la existencia retornan gradualmente a su anterior estado, el cuerpo formado por los siete componentes es lentamente consumido por el fuego del yoga.

Ni siquiera las deidades pueden percibir el inmenso poder del cuerpo yóguico, supremo, libre de las cadenas de la dualidad y dotado de diversidad de facultades.

Este cuerpo es como el espacio, incluso más puro que él, más sutil que lo sutil, en apariencia burdo, pero sin serlo, insensible y, sin embargo, sensible.

El consumado e independiente yogui puede asumir cualquier forma que desee, más allá del nacimiento y de la muerte; es capaz de recrearse a su antojo en cualquiera de los tres reinos.

Un yogui de tal índole, capaz de dominar los sentidos y en posesión de incomprensibles poderes, asume diversas formas para después disolverlas tan pronto como lo desee.

A través del poder del yoga, deja de estar sujeto a la muerte. Ya la ha experimentado por medio del hatha yoga. ¿Cómo podría la muerte lanzarse sobre alguien ya muerto?

Donde los demás están muertos, él está lleno de vida. Pero donde la gente ignorante está viva, él está sin duda muerto.

Nada le queda por hacer, ni cuanto hace le afecta. Habiéndose liberado en vida, se mantiene siempre transparente, libre de cualquier mácula.

Yoga-Shikha-Upanishad

«Yo soy el cuerpo» es una mentira

La noción de «yo soy el cuerpo» se conoce como el «instrumento interno».

La noción de «yo soy el cuerpo» se denomina el gran ciclo de la existencia.
La noción de «yo soy el cuerpo» se llama esclavitud.

La noción de «yo soy el cuerpo» se denomina sufrimiento.
La idea de «yo soy el cuerpo» se conoce como infierno.

La noción de «yo soy el cuerpo» se dice que es el mundo entero.
La noción de «yo soy el cuerpo» se describe como el nudo del corazón.

La idea de «yo soy el cuerpo» se denomina ignorancia.
La idea de «yo soy el cuerpo» es, en verdad, el estado de irrealidad.

El concepto de «yo soy el cuerpo» se califica de nesciencia.

La idea de «yo soy el cuerpo» se denomina dualidad.

La noción de «yo soy el cuerpo» engendra la individualidad.
La idea de «yo soy el cuerpo» se describe como aquello que es limitado.

La noción de «yo soy el cuerpo» se revela como la gran maldad.
Pensar que «yo soy el cuerpo» es, sin duda alguna, un impuro deseo.
Se dice que incluso una pequeña noción de ello origina las tres clases de aflicciones.

El deseo, la ira y la esclavitud engendran sufrimiento. El mundo, que asume diversas formas a través del tiempo, se llena de impurezas.
Todo lo que pertenezca a este tejido de nociones, ¡oh, Somya!, ten en cuenta que surge de la mente.

Tejo-Bindu-Upanishad

Corta el árbol del «yo» y del «mío»

❀

El «yo» es la germinación de la semilla; el «mío» es un gran tronco de un árbol; el hogar y la tierra son sus ramas; los hijos y la mujer, sus brotes.

Riqueza y ganancia son sus grandes hojas. Crece más de una vez, el mérito y el demérito son sus flores, y la alegría y el dolor sus frutos.

Ensombrece el camino de la liberación, se riega a través del contacto sexual entre los necios y sufre la plaga de las abejas del deseo. El desconocimiento acerca de lo que se debe hacer es el árbol mismo.

Aquellos que cansados del mundo buscan refugio bajo su sombra, se vuelven dependientes del placer derivado del falso conocimiento. ¿Cómo podrán liberarse de él?

Pero quienes cortan el árbol del «mío» con el hacha de la sabiduría, una vez afilada con la piedra de la virtud, viajan por la correcta senda.

Penetrando en el fresco bosquecillo del Absoluto, libre de suciedad y espinas, el sabio que se abstiene de actuar alcanza el Supremo.

Markandeya-Purana

El mundo es ilusorio

Siva, el Señor, dijo:

De igual modo que una única forma adquiere en sue-
ños diversidad de ellas, pero al despertar es una sola
de nuevo, el mundo se manifiesta también con infinidad de formas.

De igual modo que una cuerda puede confundirse con
una serpiente o la madreperla puede ser tomada por
la plata, el Yo supremo se convierte en el universo.

De igual modo que la engañosa ilusión de la serpiente
desaparece al reconocer que es una cuerda, la falsa
idea de este mundo puede ser corregida a través del
conocimiento del Yo.

De igual modo que la falsa percepción de la plata se
rectifica al reconocer que se trata de la madreperla, la
ilusoria percepción del mundo se subsana siempre a
través del conocimiento del Yo.

El yogui que ha renunciado a cualquier conceptualización, una vez abandonada la idea de falsa realidad, percibe sin duda el Yo por medio del Yo en el Yo.

Al percibir el Yo, que es infinito y cuya naturaleza no es otra que la felicidad, por medio del Yo en el Yo, y olvidándose del mundo, el yogui goza de un intenso éxtasis (*samadhi*).

Shiva-Samhita

La red de pesca del mundo

❁

Este mundo es como una red de pesca. Las personas son como los peces, y Dios, cuyo maya ha creado este mundo, el pescador. Cuando los peces quedan atrapados en la red, algunos intentan romper la malla para liberarse. Son como las personas que luchan por alcanzar la liberación. Pero no todos consiguen escapar. Sólo unos pocos saltan fuera de la red con un fuerte chapoteo, y entonces la gente dice: «¡Ah! ¡Allí va uno grande!». Del mismo modo, sólo tres o cuatro personas alcanzan la liberación. Hay también algunos peces de naturaleza tan precavida que nunca quedan atrapados en la red; algunos seres de sempiterna perfecta clase, como Naranda, nunca quedan enredados en las mallas del mundo. La mayoría de peces quedan atrapados, pero no son conscientes de la red ni de su inminente muerte. Tan pronto como quedan enredados, nadan precipitadamente arrastrando la red, e intentan ocultarse bajo el barro. No hacen el menor esfuerzo por liberarse. Al contrario, se sumergen cada vez más en el barro. Esos peces son como las personas con ataduras. Siguen dentro de la red, pero creen que allí están completamente a salvo.

SRI RAMAKRISHNA

41

La sombrilla
de las impresiones mentales

❧

En realidad, Dios no está lejos de quien lo busca, ni tampoco es imposible verlo. Es como el Sol, que siempre brilla encima de ti. Eres tú quien sostiene sobre la cabeza la sombrilla de tus abigarradas impresiones mentales que te impide verlo. Sólo tienes que apartarla y podrás contemplar el Sol. No es necesario traerlo de ningún lugar. Pero algo tan minúsculo y trivial como una sombrilla puede privarte de la maravillosa visión del Sol.

MEHER BABA

El sufrimiento es omnipresente

Si reflexionamos sobre ello descubrimos que en todos los mundos no hay más que sufrimiento, al inicio, en la mitad y al final.

El presente está lleno de penas, también el futuro, y existen infinidad de ellas en los lugares manchados por las faltas.

Quienes confunden la ignorancia con el conocimiento no tienen en cuenta las penas pasadas...

Lo cierto es que no hay más que sufrimiento, pero el ignorante no lo reconoce. ¡Oh, el más sublime de los sabios!, ocurre incluso en los cielos, debido a la eliminación de las impurezas.

Quienes son presa de diversas clases de «enfermedades», como el apego, el odio y el miedo, son como un árbol que cae inevitablemente al suelo al cortar sus raíces.

Incluso los moradores del cielo caen a la tierra cuando el árbol del mérito es destruido. Los adictos a las penas acabarán experimentándolas.

Linga-Purana

La verdad sobre la alegría y el dolor

❦

El sufrimiento surge de la enfermedad del deseo. De la enfermedad del dolor surge la alegría. De la alegría nace el dolor, y así sucesivamente. El dolor es precedido por la alegría; y ésta lo es, a su vez, por el sufrimiento.

Cuando después del placer experimentes dolor, volverás a sentir placer. La experiencia del dolor no es eterna, ni tampoco la del placer.

La alegría no es un amigo, ni el dolor un enemigo. La riqueza no es suficiente para el dichoso, y la sabiduría no es suficiente para el rico.

La comprensión no conduce a la riqueza, ni la estupidez a la pobreza. La persona con sabiduría conoce el repetitivo curso de la vida.

La alegría llega a quien se la merece, ya sea sabio, estúpido, heroico, miedoso, lerdo, inteligente, débil o fuerte.

Los completamente locos y los que han alcanzado al Supremo a través de la comprensión vivirán una existencia llena de alegría. Pero las personas entre esas dos categorías experimentarán grandes dificultades.

Mahabharata

Trascender el deseo

Él no mora en casas de piedra o majestuosas mansiones.
Él no mora en magníficos salones o imponentes templos.
Él no mora en los sagrados atuendos.
Sino que está en las mentes de aquellos
que han trascendido el deseo.
A pesar de su carnal cuerpo,
Él les otorga la liberación.

¡Disuelve tus deseos! ¡Disuelve tus deseos!
¡Disuelve incluso tus deseos hacia el Señor!
Cuantos más deseos tengas, mayor será tu sufrimiento.
Cuantos más abandones, mayor será tu gozo.

Extingue los cinco sentidos,
ya que conducen a un ruinoso curso.
Abandona los deseos y disuélvelos.
Alcanza la Verdad de la sabiduría:
ése es el camino para alcanzar al Señor.

Tiru-Mandiram

Instrucciones sobre la felicidad

❀

Krisna, el Señor, dijo:

Oh, Kiriti, voy a mostrarte la felicidad que el alma humana experimenta cuando se une al Yo.

Una medicina divina se toma en pequeñas dosis y en determinados momentos, y es a través del proceso alquímico como el estaño se transforma en plata.

El agua se vierte sobre la sal varias veces para preparar agua salada.

Incluso la más pequeña cantidad de esta felicidad que el yo experimenta por medio del aprendizaje debe disolver el dolor.

La naturaleza del supremo gozo del Yo tiene tres aspectos; te describiré cada uno de ellos.

> *La felicidad que empieza como veneno y acaba siendo néctar, nacida de la clara comprensión del Yo, se dice que posee la naturaleza de la «bondad» (sattva)*   [Bhagavad-Gita 18.37]

Las raíces del sándalo son peligrosas debido a la presencia de serpientes, y siempre hay demonios en la boca de un hoyo en el que se han ocultado tesoros.

Antes de alcanzar los placeres del cielo deben hacerse grandes sacrificios; la etapa de la infancia está plagada de dificultades.

Cuando se enciende una lamparilla de aceite es preciso soportar el humo que desprende, y cuando se toma una medicina puede que tenga mal sabor.

De igual modo, ¡oh, Pandava!, ocurre con la felicidad obtenida de la ardua práctica de controlar la mente y los sentidos.

Esta clase de felicidad sólo aparece después de una verdadera dificultad inicial; pero tras batir el océano de leche, surge la recompensa del néctar.

Cuando con firme determinación, como la del dios Siva, se ingiere el veneno del desapego, le sucede el néctar del conocimiento como festín.

Las uvas verdes puede que, como candentes ascuas de carbón, produzcan una sensación de escozor en la lengua, pero cuando alcanzan la madurez están llenas de dulzura.

De igual modo, cuando mediante la luz del Yo se alcanza la perfección del desapego, la ignorancia se disipa bajo cualquiera de sus formas, es entonces cuando el intelecto se funde con el Yo, como el agua del Ganges se mezcla con el océano, y se manifiesta la energía del supremo gozo de la unión.

De ahí que se diga que la felicidad enraizada en el desapego conduce a experimentar la unión, y tiene la cualidad de la bondad.

> La felicidad que empieza como néctar y acaba siendo veneno, nacida del contacto de los sentidos con sus objetos, se dice que posee la naturaleza de la «pasión» (rajas).   [Bhagavad-Gita 18.38]

De la unión de los sentidos con los objetos de los sentidos, ¡oh, conquistador de la riqueza!, surge una clase de felicidad que desborda sus propias orillas.

Cuando un soberano visita una ciudad se organiza una fiesta, y para celebrar un matrimonio se pide dinero prestado.

El azúcar y los plátanos saben igual de dulce en la lengua de un enfermo, y la bacnaga es una planta venenosa placentera a la vista.

Todas estas clases de felicidad acaban agotándose; incluso puede que la vida se acabe, y se malgaste el mérito acumulado.

Los placeres gozados acaban desvaneciéndose como un sueño, y dejan al hombre sumido en la desgracia.

Esta clase de felicidad sólo acarrea la desgracia en este mundo, y se convierte en veneno en el siguiente.

¡Oh, Partha, así es la felicidad llena de pasión!; debes evitar, por lo tanto, cualquier contacto con ella.

Esa felicidad que engaña al alma, tanto al principio como al final, que nace de la somnolencia, la pereza y la negligencia, se dice que posee la naturaleza de la «oscuridad» (tamas).   [Bhagavad-Gita 18.39]

La felicidad que surge de los excesos de alcohol, de ingerir alimentos indeseables y de la compañía de mujeres de vida alegre,

de asaltar y robar a los demás y de los elogios de los bardos,

que se nutre de la pereza y se disfruta en un estado de profunda somnolencia, dejando a la persona siempre confusa sobre el modo en que debe vivir,

esta clase de felicidad, ¡oh, Partha!, tiene, en verdad, la naturaleza de la oscuridad. Casi no te hablaré de ella, ya que apenas puede experimentarse como felicidad.

Jnaneshvari

El valor del contento

El sabio Narada dijo:

Para una persona satisfecha, dondequiera que esté, todo es siempre propicio, igual que una persona que lleve zapatos está a salvo de espinas y guijarros.

¡Oh, Rey!, ¿cómo una persona satisfecha puede subsistir sólo a base de agua? Porque es a causa de la insatisfacción de los genitales y la lengua que una persona establece un hogar.

La brillantez, el conocimiento, el ascetismo y la fama, todo lo pierde el bramán insatisfecho, y desaparece también su sabiduría, por culpa de la volubilidad de sus sentidos.

Una persona puede satisfacer sus necesidades comiendo o bebiendo, o calmar su ira al comprobar que se ha hecho justicia, pero nunca podrá saciar su codicia, ni aun después de haber conquistado y disfrutado del mundo entero.

¡Oh, Rey!, muchos eruditos de gran conocimiento, capaces de disipar las dudas de otros, algunos de los cuales presiden incluso asambleas, caen en la bajeza por culpa de su insatisfacción.

El deseo debe conquistarse a través de la determinación; la ira, abandonando el deseo; la codicia, considerando que los bienes materiales carecen de valor; el miedo, con el conocimiento de la Verdad;

la ignorancia y el dolor, a través de la reflexión; el orgullo, prestando servicio a los grandes seres; los obstáculos del yoga, practicando el silencio; lo perjudicial, no favoreciendo semejantes deseos;

el sufrimiento provocado por otros seres, mediante la compasión; el sufrimiento causado por el destino, a través del éxtasis y la renuncia; el sufrimiento originado por uno mismo, con el poder del yoga; la somnolencia, cultivando la cualidad de la lucidez.

La pasión y el embotamiento deben conquistarse a través de la lucidez, y la lucidez por medio de la ecuanimidad. Y todo esto una persona puede conseguirlo a través de la devoción al maestro.

Bhagavata-Purana

La conquista del deseo

Hay tres clases de deseos: los objetivos, los subjetivos y los que anidan bajo la forma de impresiones subconscientes. Saborear dulces, por ejemplo, es un deseo objetivo; desear dulces es subjetivo; y los deseos que surgen espontáneamente, como el de tocar la hierba al pasar por un sendero, se consideran deseos en forma de impresiones subconscientes. Cuando una persona se concentra, abandona los deseos porque su mente carece por completo de movimiento. Una persona en ese estado se siente satisfecha, y ello se refleja en la alegría de su rostro. Esta satisfacción no se funda en los deseos, sino en el Yo, cuando se han abandonado todos los deseos y la mente está cerca de la realidad del Yo en forma de supremo gozo. En este estado, el gozo del Yo no se experimenta como un movimiento de la mente, como en el éxtasis consciente (*samprajnata samadhi*), sino que es la directa experiencia del luminoso Yo, que tiene la forma de la Conciencia. Esa satisfacción, por otra parte, no es un movimiento de la mente, sino la subconsciente huella que ese gozo imprime.

Jivanmukti-Viveka

Los dos cursos de la mente

El curso de la mente fluye en dos direcciones. Fluye hacia lo bueno y fluye hacia lo malo. El curso que se inicia con el discernimiento y finaliza en la liberación fluye hacia lo bueno. El que se inicia sin discernimiento y finaliza en la existencia mundana (*samsara*) fluye hacia lo malo. A través del desapego nos hacemos conscientes de cómo el flujo de los pensamientos tiende a dejarse llevar por los objetos de los sentidos, y al observar los procesos mentales queda al descubierto el curso de los pensamientos. De ahí que la restricción del torbellino mental dependa de ambos [es decir, del desapego y de la práctica de ser consciente del proceso mental].

Yoga-Bhashya

El cuello de botella
de la mente

La gente habla sobre la libertad, la gente habla acerca de la salvación. ¿Cuál fue la primera causa de tu esclavitud? Si quieres ser libre, si quieres conseguir la salvación, debes descubrirla. Es como el mono de la fábula. En la India los monos se capturan de un modo muy curioso. Se coloca un recipiente de cuello estrecho en el suelo, y en el interior se ponen algunos frutos secos y otras cosas de comer apetecibles para los monos. Éstos se acercan, introducen la mano en la botella y agarran un buen puñado de frutos secos. Pero como mantienen el puño cerrado, no pueden retirarla. Así es como capturan a los monos.

Te hemos preguntado cuál fue la primera causa de tu esclavitud. Has sido tú mismo quien ha provocado tu prisión y cautiverio. Más allá está el ancho mundo, una magnífica selva; y en ese magnífico bosque del universo, descubrimos una botella de cuello estrecho. ¿Qué es esa botella de cuello estrecho? Tu cerebro. Dentro hay algunos frutos secos y la gente se ha quedado aferrada a ellos, y todo lo que se realiza a través del cerebro o mediante el intelecto lo haces tuyo. «Yo soy la mente», es lo que todos dicen; todas las personas se identifican con la mente; «Yo soy la mente», «Yo soy el intelecto», y entonces agarran un buen puñado de esos frutos secos metiendo la mano por el cuello estrecho de la botella. Eso es lo que te hace esclavo de la ansiedad, esclavo del miedo, esclavo de las tentaciones, esclavo de todo tipo de problemas. Eso es lo que te ata, la causa del sufrimiento de este mundo. Si deseas la salvación, si quieres la libertad, deja de aferrarte a ello, abre tu mano y libérala. Todo el bosque es tuyo, puedes saltar de árbol en árbol y comer cuantos frutos secos te apetezcan. El mundo entero es tuyo, despréndete simplemente de esa egoísta ignorancia y serás libre, serás tu propio salvador.

SWAMI RAMA TIRTHA

El poder del pensamiento

La mente, en verdad, es el mundo (*samsara*).
Debemos purificarla enérgicamente.
Asumimos la forma de lo que hay en nuestra mente.
Éste es el eterno secreto.

Maitri-Upanishad

La mente es causa
de esclavitud y de liberación

Se dice que la mente puede ser de dos formas, pura e
impura.
La impura está llena de deseo y volición; la pura carece de deseo.

La mente es la única causante de la esclavitud o la liberación de los seres humanos.
El apego a los objetos conduce a la esclavitud; el desapego de los objetos conduce a la emancipación.

Para liberar la mente es preciso no apegarse a los objetos;
quien aspira a la libertad debe procurar siempre hacer
que su mente no permanezca sujeta a los objetos.

Cuando la mente que mora en el corazón, libre de la
dependencia de los objetos,
se vuelve no existente, ése es el estado supremo.

Debes observarla siempre, hasta que la mente que
mora en el corazón llegue a disolverse.
Eso es la sabiduría, eso es la meditación. El resto tan
sólo son meras especulaciones.

Amrita-Bindu-Upanishad

El ego

Lo que se interpone en el camino es, por supuesto, el vital ego con su ignorancia, el orgullo de esa misma ignorancia y la inercia de la conciencia física, que lo obstruye y se resiste a cualquier llamada a cambiar. Su indolencia lo induce a no querer molestarse por nada; encuentra más cómodo continuar a su manera, repitiendo siempre los mismos antiguos movimientos y, en el mejor de los casos, esperando que, de algún modo o en un determinado momento, se lo den todo resuelto.

SRI AUROBINDO

Suprime la noción del «yo» al interrogarte a ti mismo

※

Ramana Maharshi: ¿Cómo meditas?

Estudiante: Empiezo preguntándome a mí mismo: «¿Quién soy yo?», pero una vez convencido de que «yo» no soy mi cuerpo, «yo» no soy mi aliento, «yo» no soy mi mente, me quedo atascado en ese punto, incapaz de seguir.

Ramana Maharshi: Bien, en lo que concierne a tu mente, es correcto. Se trata sólo de un proceso mental. En realidad todas las escrituras mencionan que este proceso sirve únicamente de ayuda para guiar al que busca la Verdad. La Verdad no se puede indicar de modo directo, por eso se utiliza un proceso mental. Como has podido comprobar, a pesar de que la persona vaya eliminando todos los «yo no soy», se ve incapaz de eliminar el «yo». Para poder decir «yo no soy esto» o «yo soy aquello», debe existir un «yo» que lo afirme. Este «yo» es sólo el ego, o la noción del «yo». Una vez surge la noción del «yo», genera todos los otros pensamientos. De ahí que la noción del «yo» sea la raíz de la que se derivan los demás pensamientos. Si eliminas la raíz, eliminarás también todo cuanto de ella surge. Así que busca la raíz del «yo»; pregúntate a ti mismo: «¿Quién soy yo?», descubre el origen del «yo». De ese modo todos esos problemas se desvanecerán, y solo permanecerá el puro Yo.

Estudiante: Pero ¿cómo debo hacerlo?

Ramana Maharshi: El «yo» siempre está presente, tanto si te hallas en un estado de sueño profundo, soñando o despierto. La persona que está durmiendo es la misma que la que ahora habla. La sensación del «yo» siempre está presente. Si no fuera así, tendrías que negar tu existencia. Pero no lo haces. Dices: «yo soy». Descubre quién es ese «yo».

Estudiante: Todavía no logro entenderlo. Si usted dice que el «yo» es el «yo» falso, ¿cómo puedo eliminar ese «yo» falso?

Ramana Maharshi: No necesitas eliminar ningún «yo» falso. ¿Cómo el «yo» podría eliminarse a sí mismo? Todo lo que debes hacer es hallar su origen y permanecer allí. Es lo máximo que puedes hacer. Después el Más Allá lo hará todo por ti. Allí estás indefenso. NINGÚN esfuerzo te servirá de nada.

Estudiante: Si «yo» estoy siempre, aquí y ahora, ¿por qué no lo siento de ese modo?

Ramana Maharshi: ¿Quién dice que no? ¿Es el «yo» real o el «yo» falso? Formúlate esta pregunta y descubrirás que se trata del «yo» falso. El «yo» falso es el obstáculo que debes apartar para que el verdadero «yo» deje de estar oculto. La sensación de «No la he alcanzado» es el obstáculo para la realización. En realidad, ya estás realizado. No tienes nada que alcanzar. Si fuera así, la realización sería algo nuevo que todavía no existe, que ha de llegar en un futuro; pero todo lo que nace muere. Si la realización no fuese eterna, no valdría la pena alcanzarla. Por consiguiente, lo que buscamos no es algo que deba empezar a existir, sino algo que es eterno, aunque lo hayamos cubierto a causa de los obstáculos. Todo lo que necesitamos hacer es apartarlos. La ignorancia es el obstáculo. Deshazte de ella y todo irá bien. La ignorancia es lo mismo que la noción del «yo». Busca su origen y se desvanecerá.

The Teachings of Ramana Maharshi

Los cinco obstáculos

❀

La ignorancia, el «yo soy» (*asmita*), el apego, la aversión y la voluntad de vivir son las cinco causas de la aflicción.

La ignorancia es la tierra de cultivo de las demás, que pueden estar latentes, atenuadas, interceptadas o activas.

Ignorancia es percibir lo que es eterno, puro, alegre y el Yo como efímero, impuro, triste y como no-yo.

El «yo soy» sería como identificar el poder de la percepción con el poder de quien percibe [el Yo].

Apego es lo que sigue al placer.

Aversión es lo que sigue al dolor.

La voluntad de vivir, que fluye según su propio ritmo, está arraigada incluso en personas llenas de erudición.

En su forma sutil, esas causas de la aflicción deben vencerse por medio de la involución.

Las fluctuaciones mentales de éstas [formas sutiles] deben vencerse a través de la meditación.

Las causas de la aflicción proceden de la acumulación kármica, que puede experimentarse tanto en el presente como en un futuro nacimiento.

En tanto la raíz exista, producirá un fruto: nacimiento, vida y experiencia.

Éstos, a su vez, producirán alegría o aflicción, según que las causas kármicas sean meritorias o demeritorias.

A causa del sufrimiento inherente al cambio, a la angustia y a los factores subconscientes, y debido al conflicto entre los movimientos de los constituyentes básicos de la naturaleza, para las personas perspicaces todo esto no es más que sufrimiento.

Aquello que debe vencerse es el sufrimiento futuro.

Yoga-Sutra

La agitación mental

El sabio Vasishtha dijo:

Dondequiera que uno mire descubre que sin la mente el mundo carece de movimiento. La agitación es la cualidad de la mente, igual que el calor es la cualidad del fuego.

Debes saber que el poder del movimiento vibratorio, característico de la conciencia, es el poder mental, comparable al ápice del mundo.

Igual que el viento no se diferencia de la vibración y la quietud, del mismo modo la conciencia no existe sin el movimiento vibratorio.

Aquello que carece de movimiento es calificado como mente muerta. La esencia del ascetismo y meta de las escrituras, o liberación.

La liberación del sufrimiento sólo puede hallarse mediante la absorción de la mente. En cambio, con la

mente que piensa únicamente cosecharemos sufrimiento.

El demonio de la mente, una vez despierto, causa sufrimiento. Para experimentar el infinito gozo, es preciso aquietarlo enérgicamente.

¡Oh Rama!, la agitación de la mente se llama ignorancia. Destruye por medio del discernimiento lo que
simplemente son tendencias subconscientes y denomi-
naciones verbales.

Mediante el poder de la renuncia, que disuelve tanto
la mente como la ignorancia y las infinitas tendencias
subconscientes, se alcanza el supremo bien.

¡Oh, Rama!, aquello que se halla entre la existencia y la
no existencia, y entre lo sensible y lo insensible, oscilan-
do siempre entre ambos extremos, se denomina mente.

Cuando la mente se sume en la contemplación de lo
insensible, adquiere esta naturaleza y se vuelve insensible, debido a la fuerza de la constante repetición.

Sin embargo, al practicar la contemplación sólo con el
discernimiento, cuya naturaleza es un fragmento de la
Conciencia, la mente, debido a la fuerza de la constante repetición, alcanza la unión con la Conciencia.

Por medio de la práctica, la mente, si se esfuerza lo suficiente, alcanza cualquier estado hacia el que dirija su atención, convirtiéndose en éste.

Confiando en tu mente humana y tomando refugio en el estado que trasciende al sufrimiento, con firme determinación y sin temor alguno, alcanza la estabilidad.

¡Oh, Rama!, la mente inmersa en la contemplación de la existencia debe elevarse únicamente a través de ella misma, no existe ningún otro medio.

Sólo la mente, ¡oh, Raghava!, es capaz de controlarse a sí misma con firmeza; ya que ¿acaso no es cierto que un rey sólo puede ser disciplinado por otro rey?

Yoga-Vasishtha

Controla la mente

El corcel de la mente vaga por el espacio,
recorriendo cien mil millas
en un abrir y cerrar de ojos.
Aquel que no sabe controlarlo
se presta a ser golpeado hasta la muerte
por la inspiración y la espiración.

LALLA

Agradécelo a la mente

La mente no puede hallar un perfecto reposo en ningún lugar, sólo en Dios. Cuando descubras a Dios, lo habrás encontrado todo, y la mente se volverá estable. Entonces, aunque lo intentes, no se agitará. Observado desde este punto de vista, lo que te ha estimulado a buscar la verdad y la paz es la agitación de tu mente, que nunca se ha conformado con una temporal quietud... Debes considerar que, en este sentido, la mente te ha hecho un gran favor. La agitación de tu mente es una valiosa cualidad, ya que ha alimentado tu interés por la meditación y te ha hecho digno de la bendición de los Siddhas [adeptos]. Así que debes agradecer profundamente a la mente su caritativa gracia.

SWAMI MUKTANANDA

El corcel de la mente

Te pondré el bocado y la brida
¡oh corcel de mi mente!;
rechazando todo lo demás
te haré galopar hacia el Gagan [espacio interior].

La realización del Yo es mi silla;
en el estribo de Sahah
yo coloco mi pie, montando
a horcajadas el corcel de mi mente.

Ven, corcel mío, yo te conduciré
en un viaje hasta el cielo;
si te resistes
te espolearé
con el látigo de mi amor divino.

KABIR

Tres grandes obstáculos
en el camino

En la mente hay muchos defectos (*dosha*), y resultan muy destructivos en cualquiera de sus aspectos.
A ellos se debe que los seres humanos estén constantemente sufriendo en el terrible mundo del cambio.

El primero de esos defectos es la falta de convicción; el segundo, la tendencia al deseo; y el tercero, la estupidez. Se dice que ésas son las tres clases de defectos.

La falta de convicción tiene dos aspectos: el de la duda y el del erróneo concepto de si existe o no la liberación. Primero nace la duda

respecto a que quizá la liberación no exista; a continuación se crea un concepto erróneo sobre ella. Ambos son los obstáculos principales que bloquean el deseo de alcanzarla.

Se deben eliminar de forma gradual los dos obstáculos considerando sus opuestos. Éste es el medio más eficaz, y no hay otro que consiga eliminarlos desde la misma raíz.

Ahora bien, la falta de convicción se arraiga en un razonamiento pobre. Abandónalo y consigue una visión formada por un buen razonamiento.

La consideración de los opuestos debe tener como propósito cortar su raíz. De ese modo, la falta de convicción se desvanecerá mediante el incremento de la fe.

La raíz del deseo impide que la mente escuche la verdad. Una mente enredada en la raíz del deseo no puede avanzar.

Lo cierto es que alguien que esté en el mundo siempre obsesionado por sus deseos, no podrá ver lo que tiene frente a él, ni siquiera oír lo que se dice a su lado.

Para una persona aprisionada en las raíces del deseo, la tradición sagrada (*shruta*) es lo mismo que aquella que no lo es. De ahí que la raíz del deseo deba conquistarse por medio de un total desapego.

Las tendencias, encabezadas por el deseo y la ira, son de mil clases. El deseo es la raíz de todas ellas. Eliminándolo, se disuelven todas las demás.

Por esa razón debe eliminarse la tendencia al deseo a través del desapego. Se dice que incluso la esperanza es una forma de deseo, a no ser que esté dirigida hacia Mí.

73

Según la mayoría de los videntes, el tercer defecto de la mente, que adquiere la forma de la estupidez, es prácticamente imposible de vencer a través de ninguna práctica.

En este caso, no hay ningún medio, excepto el servicio a la divinidad del Yo.

Tripura-Rahasya

La falta de decisión

La sabia Cudala dijo:

Había un hombre afortunado que gozaba de la verdaderamente contradictoria situación de reunir en él virtud y riqueza; era como el océano del mundo, que combina agua y fuego.

Dotado de habilidad y precavido en sus tratos, alcanzó todos sus propósitos, pero sin que conociese al Supremo.

Dedicó un infinito esfuerzo a conseguir «la joya que colma los deseos»; era algo así como un fuego subterráneo secando el océano.

Con el tiempo, gracias a su gran esfuerzo y firme resolución, «la joya que colma los deseos» apareció frente a él. ¿Hay algo que uno no pueda cumplir si se empeña realmente en ello?

Cuando el esfuerzo se combina con la inteligencia, una persona con energía, incluso sumida en la pobreza, pondrá de manifiesto su oculto potencial.

De pronto vio la joya, estaba frente a él, al alcance de su mano; era como cuando un sabio ve surgir la Luna de la cima de una montaña.

La brillante joya estaba allí, pero se sintió inseguro, como una pobre persona que un día se descubre convertida en rey.

Se pasó horas pensando en la milagrosa piedra, ignorando que, en realidad, había obtenido la inaprensible joya que tantas tribulaciones le había ocasionado.

«¿Es o no es la piedra preciosa? Si lo es, ¿cómo es posible que lo sea? ¿Debo tocarla o no debo hacerlo? Y si la toco, ¿desaparecerá?

»No puede ser que haya obtenido la más excelente joya en tan poco tiempo. Según la tradición, sólo se puede conseguir después de toda una vida de esfuerzo.

»Sólo veo esta refulgente joya porque soy un avaro, como alguien que ve titilantes luces con los ojos cerrados o una doble luna a causa de su defectuosa visión.

»¿Cómo, si no, podría haber tenido la suerte de conseguir tan fácilmente la joya más extraordinaria, que otorga todos los poderes?

»Deben de ser muy pocos los afortunados que han logrado obtenerla en tan poco tiempo.

»Siendo como soy un mísero hombre poco inclinado a la austeridad, ¿cómo podría la pura y buena fortuna haberme regalado estos poderes?»

Así que el ignorante se dejó llevar por la duda y las suposiciones. Cegado por su estupidez, no hizo ningún esfuerzo por apoderarse de la joya.

Mientras estaba en aquel estado de confusión, la joya desapareció y le abandonaron los poderes; había actuado como quien evita a un bromista o la flecha de un arco.

Yoga-Vasishtha

La metáfora del carro

Debes considerar al Yo como si fuera el dueño del carro y el cuerpo el propio carro. La sabiduría (*buddhi*), el conductor, y la mente, las riendas.

Se dice que los sentidos son los caballos; los objetos de los sentidos, la ruta que siguen. Los sabios denominan al Yo vinculado a los sentidos y a la mente «el que goza».

Para una persona ignorante, de mente siempre indisciplinada, sus incontrolados sentidos son como los rebeldes caballos de un auriga.

Pero para una persona sabia y de mente siempre disciplinada, sus sentidos son como los disciplinados caballos de un auriga.

Aquel que carece de comprensión, siempre distraído e impuro, no alcanzará el más elevado estado, sino que continuará en la existencia cíclica (*samsara*).

Pero aquel que comprende, siempre atento y puro, alcanzará el estado en el que nunca más se vuelve a nacer.

Katha-Upanishad

La naturaleza
del conocimiento

Krisna, el Señor, dijo:

La humildad, la sencillez, la bondad, la paciencia, la rectitud y el respeto al maestro; la pureza, la estabilidad, el autocontrol,

el desapego frente a los objetos de los sentidos, la ausencia de ego; la visión de los defectos de la muerte, la vejez, la enfermedad y el sufrimiento;

el desasimiento, el desapego por los hijos, esposa, hogar...; el mantener una mente atenta y serena (*samacittatva*) tanto en circunstancias agradables como desagradables,

así como la inquebrantable devoción hacia Mí a través del genuino Yoga, retirarse a un lugar solitario y sentir disgusto por las relaciones sociales;

ser constante en el conocimiento vinculado al Yo y percibir el objetivo del conocimiento de la realidad: todo esto se denomina conocimiento. La ignorancia es cuanto se opone a todo lo descrito.

Bhagavad-Gita

El conocimiento del Yo

Estudiante: ¿Cómo puede uno conocer el «Yo»?

Ramana Maharshi: El «Yo» está ahí siempre. No hay nada que conocer. No se trata de adquirir un nuevo conocimiento. Todo lo que sea nuevo y no esté aquí es impermanente. El «Yo» está siempre presente. El obstáculo para conocerlo se llama ignorancia. Disípala y percibirás el brillo del conocimiento. En realidad, la ignorancia o el conocimiento no están vinculados al Yo. Tan sólo se trata de maleza que hay que limpiar. Por eso se dice que el Yo está más allá del conocimiento y la ignorancia. Permanece tal como es, eso es todo.

Talks with Sri Ramana Maharshi

El yoga y la sabiduría

El yoga genera sabiduría; la sabiduría origina el yoga.

El yogui cuya constante aspiración es el yoga y la sabiduría nunca perece. Debe considerar que Siva mora en todo cambio, y al propio tiempo ver a Siva sin cambio alguno.

Sin pensar en nada más, debe contemplar a través del yoga lo que el yoga le revela. Aquel que no posea el yoga y la sabiduría será incapaz de alcanzar el estado de liberación.

De ahí que el yogui deba controlar la mente y las energías vitales (*prana*) a través de la práctica del yoga, cortándolas como si empleara una afilada hoja.

Trishikhi-Brahmana-Upanishad

La futilidad
del aprendizaje intelectual

Siva, el Señor, dijo:

¡Oh, amada!, las criaturas han caído en el profundo pozo de las seis escuelas filosóficas, pero esclavizadas por las cadenas de las criaturas no conocen la Realidad suprema.

Debatiéndose en el aterrador océano de las escrituras védicas, dejándose capturar por los monstruos, en el oleaje del tiempo, se quedan allí por culpa de su falso razonamiento.

Aquel que conociendo los Vedas, Agamas y Puranas, desconoce aún la Realidad suprema, para semejante imitador, tiene todo tanto sentido como el cacareo de un gallo.

Lleno de ideas como «En esto consiste el conocimiento» y «Hay que conocerlo», estudian día y noche, ¡oh, Diosa!, alejándose cada vez más de la Verdad suprema.

Preocupados por la sintaxis, los argumentos, la prosodia, la composición, y adornados con los ornamentos de la poesía, esos necios tienen los sentidos confundidos.

La Verdad suprema es una cosa, y cómo la gente sufre es otra muy distinta. Una cosa es el auténtico estado que los textos describen, y otra las interpretaciones que de él se hacen.

Hablan sobre el estado transmental, sin experimentarlo personalmente. Algunos, despojados de las instrucciones, incluso sucumben frente al ego (*ahamkara*).

Estudian los textos védicos y los discuten entre sí, pero desconocen la Verdad suprema, igual que una serpiente ignorante del veneno que genera.

La cabeza lleva las flores, pero es la nariz, sin embargo, la que aspira el aroma. Estudian los textos védicos, pero el conocimiento de la Realidad es difícil de obtener.

Ciego a la Verdad de su interior, el necio se pierde en los textos como un estúpido pastor que busca al macho cabrío en el pozo cuando ya ha vuelto al redil.

El conocimiento verbal no basta para disipar la ignorancia del mundo, igual que la oscuridad no puede desvanecerse sólo por el hecho de hablar de una lamparilla de aceite.

El estudio de alguien carente de sabiduría es como la imagen de un ciego reflejada en un espejo. ¡Oh, Diosa!, las escrituras son fuente de auténtico conocimiento sólo para aquellos que están dotados de sabiduría.

Kula-Arnava-Tantra

El conocimiento de los libros frente al conocimiento del Yo

✤

El sabio Durvasas fue a rendir homenaje a Mahadeva cargado con un montón de libros sagrados. En medio de la reunión con aquel dios, el sabio Narada lo comparó a un burro acarreando una carga. Furioso, lanzó sus libros al salado océano, mientras Mahadeva le impartía el conocimiento del Yo (*atma-vidya*). La persona que carezca de introspección y de la bendición del maestro no podrá alcanzar el conocimiento del Yo. Por eso, esta escritura [*Katha-Upanishad* 1.2.22] afirma: «El Yo no se obtiene por medio de la discusión, la inteligencia o el aprendizaje».

Jivanmukti-Viveka

La disciplina es necesaria

❦

Es necesario practicar algún tipo de disciplina. No hay duda de que el gurú hace cualquier cosa por el discípulo, pero al final exige que éste también trabaje un poco. Para talar un árbol de gran tamaño, se corta casi todo el tronco, luego uno se aparta y deja que el árbol caiga por su propio peso con un fuerte crujido.

El granjero conduce el agua hasta sus tierras a través de un canal practicado a partir del río. Cuando falta sólo cavar un poco para conectar la tierra con el agua, se aparta. La tierra, al humedecerse, cae por sí sola y el agua del río fluye por el canal a torrentes.

Una persona sólo puede ver a Dios cuando disuelve el ego y algunas otras limitaciones. Lo ve tan pronto se libera de sentimientos como: «Soy un erudito», «Soy el hijo de tal y cual persona», «Soy rico», «Soy honorable», etcétera.

«Sólo Dios es real, todo lo demás es irreal; el mundo es ilusorio»: esto es un razonamiento. Sin él sería imposible asimilar las instrucciones espirituales.

Practicando la disciplina espiritual se alcanza la perfección a través de la gracia de Dios. Pero también es preciso trabajar un poco. De ese modo, la persona ve a Dios y experimenta un gran gozo. Si alguien oye que, en cierto lugar, hay enterrado un jarrón lleno de oro, corre hacia allí y empieza a cavar un hoyo. Esta tarea le hace sudar. Después de cavar un buen rato nota que la pala golpea contra algo. La lanza al suelo y empieza a buscar el jarrón. Al verlo baila de alegría, lo hace suyo y derrama las monedas de oro por el suelo. Las coge con las manos, las cuenta y siente el éxtasis del gozo. Visión-contacto-gozo, ¿no es así?

SRI RAMAKRISHNA

Encuentra tiempo para Dios

❀

Observo que la gente se lamenta de no tener tiempo para rezar o meditar. Pero mi impresión es, y todo el mundo lo sabe, que siempre tiene tiempo para sus enfermedades, preocupaciones y necesidades físicas. Porque a todas esas cosas se les da mucha mayor importancia que a los deberes divinos. Pero en realidad una persona puede tener constantemente pensamientos divinos sin que esto le impida llevar a cabo sus actividades mundanas. Si se practica hasta crear un hábito, llega a convertirse en algo tan fácil y natural que no dejará de hacerse ni un sólo instante. Os he dado una pista muy útil. Antes de iniciar un determinado trabajo piensa en Él durante un momento, como si fuera Él quien lo realizara. Es el método más simple, y me gustaría que todos lo siguierais fervientemente.

RAM CHANDRA

La práctica conduce
a la perfección

❀

La bendita Diosa dijo:

Siempre que alguien haga algo, de no ir acompañado de la práctica (*abhyasa*), no tendrá éxito.

Las personas sabias saben que la práctica consiste en dedicarse a una cosa, reflexionar sobre ella, discutirla con otra persona y comprenderla.

Las almas elevadas, habiendo renunciado a este mundo, logran disminuir el deseo de placer, y mientras están en la Tierra alcanzan el más alto estado.

La mente de aquellos practicantes (*abhyasin*) que se deleitan con el sabor de la renuncia, incluso al contemplar la más grande belleza, vibra llena de gozo.

Después de alcanzar la absoluta negación del conocedor y de los objetos de conocimiento, quienes se dejan guiar por la razón y los textos sagrados se convierten en practicantes del Absoluto (*brahman*).

La práctica de la comprensión consiste en las ideas de que nunca ha sido creado nada, los objetos visibles nunca han existido, y yo soy este mundo.

La práctica del Absoluto consiste en disminuir el apego, la aversión, y emociones similares, al comprender con gran alegría que los objetos visibles no existen.

La disminución de la aversión y del apego sin comprender que los objetos visibles no existen, se denomina ascetismo. Por consiguiente, ello no supone sabiduría, sino sólo sufrimiento.

Comprender que los objetos visibles no existen se llama, en verdad, la sabiduría digna de ser conocida. Esta práctica conduce a la extinción (*nirvana*). Es la práctica por excelencia, el gran amanecer.

Yoga-Vasishtha

La disciplina diaria

◈

Después de practicar el yoga durante un *ghatika* (venticuatro minutos) o un *muhurta* (cuarenta y ocho minutos), según la capacidad de cada uno, es aconsejable dedicar un *muhurta* a escuchar las enseñanzas o a servir al maestro, y otro *muhurta* a atender las necesidades del propio cuerpo. Después deben estudiarse las enseñanzas del yoga durante otro *muhurta*, y a continuación practicar nuevamente el yoga durante un nuevo *muhurta*. De este modo, dando preeminencia al yoga en todas nuestras actividades diarias, deberán combinarse con éste y llevarse a cabo con prontitud. A la hora de acostarse, deben contarse los *muhurtas* dedicados al yoga durante el día. Al día siguiente, a los quince días o al otro mes, es aconsejable incrementar el tiempo dedicado al yoga. Al hacerlo, aunque sólo sea unos breves instantes en cada *muhurta*, al final del año el tiempo dedicado al yoga habrá aumentado. Esta exclusiva dedicación al yoga no cabe duda de que no deja lugar a otras actividades. Aquellos que no están ocupados en otras actividades alcanzan la perfección en el yoga. Por eso se da tanta importancia a la actitud de renuncia del poseedor del conocimiento. De ahí que quien se dedique exclusivamente a ello se convierta, etapa a etapa, en alguien que se ha elevado hacia el yoga (*yoga-arudha*).

Jivanmukti-Viveka

El ascetismo lo es todo

❀

El ascetismo (*tapas*) impregna las tres clases de universos, resplandece en todos los seres. A través de él, el Sol y la Luna brillan en los cielos.

El esplendor del ascetismo es la sabiduría. El ascetismo es tema de conversación en el mundo. Cualquier acción que disuelva la pasión (*rajas*) y el letargo (*tamas*) es esencialmente ascetismo.

Se dice que la castidad y la no-violencia son la práctica del ascetismo del cuerpo. También se afirma que el control de los pensamientos y del habla son la práctica del ascetismo de la mente.

Mahabharata

El éxito en el yoga

La persona que tiene fe en el Yo, obtendrá, sin duda, el éxito. Las demás, no. Por consiguiente, es importante poner el máximo esfuerzo en la práctica.

Aquellos que tienen excesivas ansias de aprender, que carecen de confianza y son incapaces de rendir homenaje al maestro, que abrigan numerosas preocupaciones,

igual que los que disfrutan con las falsas conversaciones y el lenguaje violento, nunca lograrán complacer al maestro ni conseguirán triunfar.

El hecho de confiar en que los esfuerzos fructificarán es el primer signo de éxito. El segundo, tener una profunda fe, y el tercero, sentir devoción por el maestro;

el cuarto es el estado de ecuanimidad; el quinto, el control de los cinco sentidos; y el sexto, observar una dieta moderada. No hay un séptimo.

Shiva-Samhita

El Auténtico Gurú

Deja que el discípulo confíe en sí mismo y hable con plena comprensión; lo que él diga se cumplirá, si primero rogamos a Dios.

Si eres un discípulo sabio, haz lo que el Auténtico Gurú te pide. Dondequiera que te haya conducido, mantente allí con firmeza: ¿por qué hacer estúpidas preguntas?

El Gurú primero habla con la mente,
después con su mirada;
Si el discípulo no logra comprenderle,
le instruye finalmente con palabras.

Quien comprende las palabras es una persona común;
Quien interpreta los gestos, un iniciado;
Quien lee los pensamientos de la inlocalizable
e insondable mente, es una divinidad.

Mi lengua habla sin cesar:
tus oídos escuchan continuamente.
Pero ¿qué más puede hacer el pobre Auténtico
Gurú si su discípulo es sólo un necio ignorante?

DADU

Características
del excelso maestro

Siva, el Señor, dijo:

Aquel que da a comprender el sentido de «Yo soy el conocedor de la esencia de las enseñanzas», «Yo soy la semilla», el que en todo momento permanece unido al Divino, con el corazón siempre satisfecho, se dice que es un gurú.

Aquel que muestra indiferencia ante la posición ocupada en la vida y las clases sociales, que mora siempre en el Yo y que posee la Luz para su posición en la vida y clase social, ese yogui, ¡oh, amada!, se dice que es un gurú.

Aquel que mantiene la mirada firme, incluso sin objeto alguno, la mente estable, sin soporte alguno, y tiene la fuerza vital (*vayu*) estable, sin esforzarse en ello, él, ¡oh, amada!, es un gurú.

Aquel que conoce la verdad que nace de la mente despierta y surge del supremo gozo, él, ¡oh, noble señora!, es un gurú.

Aquel que, en realidad, conoce el estado de unidad entre el microcosmos y el macrocosmos, y también entre la cabeza, los huesos y los innumerables cabellos, él, y no otro, ¡oh, amada!, es un gurú.

El odio, la duda, el miedo, la vergüenza y, en quinto lugar, la aversión, así como también la familia, la conducta y la casta se describen como las ocho cadenas.

La persona atada a esas cadenas se conoce como «bestia» (*pashu*); la que está liberada de ellas es el Gran Señor. Por eso, a quien posee la capacidad de deshacer dichas cadenas se le considera un supremo gurú.

Hay tantos gurús como lamparillas de aceite en cada casa. Pero ¡oh, Diosa!, qué difícil es hallar un gurú que, como el Sol, todo lo ilumine.

Son innumerables los gurús que dominan los Vedas y textos sagrados. Pero, ¡oh, Diosa!, qué difícil es encontrar un gurú que domine la Verdad suprema.

Son innumerables los gurús que conocen insignificantes mantras y brebajes a base de hierbas. Pero qué difícil es hallar, aquí en la Tierra, un gurú que conozca los mantras descritos en los Nigamas, Agamas y textos sagrados.

Son innumerables los gurús que roban las riquezas de sus discípulos. Pero, ¡oh, Diosa!, qué difícil es encontrar un gurú que disipe el sufrimiento de sus discípulos.

Son innumerables aquellos que en la Tierra persiguen la clase social, una posición en la vida y una familia. Pero qué difícil es encontrar a un gurú liberado de todos esos deseos.

Una persona inteligente debe escoger a un gurú según la sensación de supremo gozo que su presencia le transmita; sólo un gurú de esa índole y no otro será el adecuado.

Con él se llega a la liberación; la mente, sólo con verlo, se activa hasta alcanzar la realización (*anubhava*). Sin lugar a dudas.

El triple reino de las cosas movibles e inamovibles está completamente devorado por la duda. Pero aquel que ha devorado cualquier duda se conoce como un gurú difícil de encontrar.

De igual modo que la mantequilla se derrite al acercarla al fuego, el pecado se disuelve cuando se aproxima al eterno maestro.

De igual modo que el fuego encendido quema la leña,

esté seca o húmeda, la mirada del gurú abrasa el pecado del discípulo en un instante.

De igual modo que una bola de algodón arrastrada por el viento es esparcida hacia las diez direcciones, el cúmulo de pecados del discípulo desaparece a través de la compasión del gurú.

De igual modo que la oscuridad se disipa con la simple aparición de la luz, la ignorancia es destruida por la mera presencia del auténtico gurú.

El conocedor de la Verdad, aunque quizá carezca de todas las características que lo identifican, se conoce como un gurú. De ahí que sólo el conocedor de la Verdad sea un liberado y, a la vez, un liberador.

El conocedor de la Verdad, ¡oh, gran diosa!, ilumina incluso a una bestia. Pero ¿cómo puede alguien captar el conocimiento de la Verdad del Yo interior si carece de la Verdad?

Aquellos que reciben las instrucciones de un conocedor de la Verdad, se convierten a su vez en conocedores de la Verdad. Con toda seguridad. Pero quienes son instruidos por las bestias, ¡oh, diosa!, sabido es que se convierten, a su vez, en bestias.

Kula-Arnava-Tantra

Tres clases de maestros

El que estimula, el que despierta y el que otorga la liberación, recordado como el Supremo:

Éstas son las tres clases de maestros conocidas en la Tierra. El que estimula, muestra el camino. El que despierta, señala la Morada. El otorgador de la liberación es la Verdad suprema, la cual, una vez conocida, permite gozar de la inmortalidad.

Brahma-Vidya-Upanishad

Características de un discípulo

Siva, el Señor, dijo:

¡Oh, noble señora!, un buen discípulo debe estar dotado de las características propicias, estar cualificado para la práctica (*sadhana*) del éxtasis y tener una conducta virtuosa;

ser limpio de cuerpo y ropajes, sabio, justo, de mente pura, mantener los votos, tener una buena conducta, fe y devoción;

ser hábil, comer frugalmente, de pensamientos profundos, servir con honestidad, maduro en el modo de actuar, heroico, libre de la pobreza mental,

muy diestro en las acciones, puro, una ayuda para todos, agradecido, temeroso del pecado; debe frecuentar a los virtuosos ascetas (*sadhu*), ser considerado,

honrar la tradición (*astika*), ser pródigo en generosidad, dedicar su vida al beneficio de todos los seres,

poseer la verdad y la disciplina, no abrigar una falsa
actitud sobre la riqueza y el cuerpo,

realizar lo imposible, ser valiente, fuerte, con energía
y una buena disposición, inclinado a la acción, atento,
perspicaz,

debe hablar con moderación y dedicar una sonrisa a
lo que es bueno y auténtico; debe estar libre de culpa
y ser capaz de captar cuanto se le diga; debe ser diestro, con una gran capacidad de comprensión,

indiferente a las alabanzas pero abierto, ¡oh, amada!,
a las críticas de los demás; debe dominar sus sentidos,
estar satisfecho, ser inteligente, casto,

y también estar libre de preocupaciones, enfermedades, inestabilidad, sufrimiento, ignorancia y duda.

Kula-Arnava-Tantra

Las cuatro clases
de practicantes de yoga

El que es poco entusiasta, estúpido, débil y calumnia al maestro; el que es codicioso, de mente inicua, se excede en la comida y va con mujeres;

el que es inestable, timorato, enfermo, dependiente de los demás, grosero, maleducado, debe considerarse como un practicante mediocre (*sadhaka*).

El éxito le llegará tras doce años de gran esfuerzo. El maestro debe, para asegurarse, considerarle apto para el mantra yoga.

El que es de mente equilibrada, dotado de paciencia, cuyo deseo es acumular mérito espiritual, de palabras afables, neutral en su proceder, que no alberga dudas, equitativo en cualquier actividad,

a él (un practicante medio), el maestro, teniendo en cuenta sus cualidades, le imparte hábilmente el laya yoga.

El que tiene una mente estable y practica el laya yoga, y es independiente, lleno de energía, de mente elevada, dotado de compasión y autocontrol, veraz, valiente, con fe en el laya yoga, que venera los pies de loto del maestro y se entrega a la práctica del yoga, debe ser conocido como un practicante especial.

A él, el sabio maestro le enseña enteramente el hatha yoga. Tendrá exito después de practicar el yoga durante seis años.

El que está dotado de gran energía y es entusiasta, cálido, heroico, erudito, inclinado a practicar, libre de ignorancia, impasible,

lleno de juvenil vigor, que come con moderación y controla sus sentidos, sin miedo, puro, eficiente, generoso, un refugio para todos,

competente, estable, sabio, conocedor de su propia mente, paciente, educado, de conducta virtuosa, que de forma velada realiza acciones nobles, cortés,

pacífico, seguro de sí mismo, que venera al maestro y a las deidades, evita las reuniones sociales y no está aquejado de ninguna grave enfermedad,

este practicante de yoga tan especial, que mantiene sus votos, sin duda alguna, tendrá éxito después de tres años.

Shiva-Samhita

La iniciación es necesaria

Siva, el Señor, dijo:

La iniciación es la raíz de cualquier victoria. La iniciación es la raíz del supremo ascetismo. La iniciación transmitida por un maestro lleva a cabo cualquier acción.

¡Oh, amada!, los esfuerzos de aquellos que practican la recitación (*japa*), el culto (*puja*) y demás rituales, pero carecen de iniciación, no tendrán fruto, como una semilla que hubiera caído sobre una roca.

¡Oh, diosa!, aquel que se ve privado de la iniciación no puede tener éxito ni un destino afortunado. De ahí que sea importante esforzarse por obtener la iniciación de un maestro.

Mantra-Yoga-Samhita

Diferentes clases
de iniciación

Siva, el Señor, dijo:

Según las instrucciones de Siva, sin la iniciación es imposible alcanzar la liberación, y la iniciación sólo es posible si es transmitida a través de un maestro que pertenezca a un linaje.

Por lo tanto, después de recibir las enseñanzas a través de la tradición que uno haya elegido, éste deberá encontrar su maestro interior; de lo contrario, los mantras no darán fruto.

Si debido a la ignorancia, el miedo o el deseo de riqueza, una persona inicia a otra que no es indicada para ello, aquella persona atraerá la maldición de las deidades, y su trabajo no fructificará.

¡Oh, diosa, gran señora!, se dice que hay tres clases de divina iniciación: a través del contacto, la mirada y el pensamiento; y todas ellas se llevan a cabo sin esfuerzo ni ritual.

¡Oh, amada!, se dice que la instrucción e iniciación a través del contacto son como los polluelos que van creciendo gradualmente bajo el calor de las alas de su madre.

¡Oh, suprema diosa!, la instrucción e iniciación por medio de la mirada son como un pez que alimenta a sus pececillos sólo con la mirada.

La penetrante instrucción e iniciación a través del pensamiento son como una tortuga que cuida de sus crías mediante la simple contemplación.

El discípulo es bendecido por el descenso del poder (*shakti-pata*). Si el poder no desciende, no tendrá éxito.

¡Oh, diosa!, se afirma que hay siete clases de iniciación que conducen a la liberación: a través del ritual, el alfabeto, la emanación, el contacto, el habla, la mirada y el pensamiento.

Kula-Arnava-Tantra

Las buenas compañías

Ando con los que buscan a Dios.
Vivo con los que cantan Sus alabanzas.
El Señor bendice a cuantos le buscan.
A ellos me junto. Sus pies busco.

Tiru-Mandiram

La compañía
de personas santas

El sabio Vasishtha dijo:

¡Oh Rama, gran sabio!, la compañía de personas santas, dondequiera que sea, es de gran beneficio para la gente cuyo deseo es trascender el mundo del cambio.

La compañía de personas santas engendra la radiante flor del discernimiento (*viveka*). Las almas elevadas que saben apreciarla tendrán buena fortuna.

En compañía de personas santas, la desgracia aparece como una gran suerte; el espacio vacío, lleno, y la muerte se asemeja a un festejo.

En este mundo, la compañía de personas santas conquista el viento de la ignorancia y el hielo que sigilosamente se va formando dentro del loto del corazón.

Debes saber que la compañía de personas santas es la mejor ayuda para la comprensión. Con ella se derriba el árbol de la ignorancia y se disuelven las aflicciones.

La compañía de personas santas origina la lámpara del supremo discernimiento, que brilla bellamente como arracimadas flores tras la lluvia.

La influencia de la compañía de personas santas nos enseña la más excelente conducta, dotada de sabiduría y libertad, siempre llena de contenido.

Aunque la gente pase por terribles circunstancias o se halle en desesperada situación, no por ello debe dejar de continuar buscando la compañía de personas santas.

En este mundo, la compañía de personas santas es la luz que nos muestra la correcta senda. Con ella se disipa la oscuridad del corazón mediante el luminoso sol de la sabiduría.

Yoga-Vasishtha

El camino hacia la liberación

❦

El sabio Bhishma dijo:

El camino del Océano Occidental no conduce hacia el Oriental. El camino hacia la liberación es, en verdad, singular. Escucha lo que acerca de ello voy a decirte.

Mediante la paciencia, el sabio debe eliminar la ira; abandonando la volición (*samkalpa*), debe conquistar el deseo. Cultivando la lucidez (*sattva*), debe luchar para vencer el sueño.

A base de atención, debe protegerse frente al miedo; comportándose como buen conocedor del terreno (*kshetrajna*), controlará la respiración. Debe disipar la terquedad (*iccha*), la aversión y el deseo.

Por medio de una práctica estable, debe desvanecer el error, la ignorancia y la confusión. Mediante la práctica de la sabiduría, el conocedor de la verdad debe vencer el sueño y el estado de alucinación (*pratibha*).

Con la ingestión moderada de comida de fácil digestión, debe superar dolencias y enfermedades. Mediante el contento, ha de vencer la avaricia y la ignorancia. Mediante la percepción de la realidad, debe vencer el mundo objetivo.

A través de la compasión (*anukrosha*), ha de triunfar sobre el vicio. Mediante la indiferencia, debe conquistar la virtud. Con el autocontrol, debe conquistar las expectativas. Mediante el desasimiento, debe conquistar la riqueza.

El conocedor debe vencer el apego al considerar la impermanencia; el ansia, mediante el yoga; el orgullo, con la compasión (*karuna*); y el intenso deseo, con el propio contento.

Debe vencer la pereza por medio del esfuerzo. La duda, mediante la seguridad; y la locuacidad, con el silencio. Debe vencer el miedo por medio del valor.

Debe controlar el habla y la mente mediante la comprensión (*buddhi*), y a su vez controlar esa comprensión con el ojo de la sabiduría. El hombre superior debe controlar dicha sabiduría, así como lo que constituye la paz del Yo.

Ésta se consigue con la serenidad y las actividades puras; de ese modo se vencen los cinco obstáculos (*dosha*) del yoga, que los sabios tan bien conocen.

Abandonando el deseo, la ira, la avaricia, el miedo y, en quinto lugar, el sueño, se debe seguir el camino correcto mediante la práctica (*sadhana*) del yoga.

La meditación, el estudio (*adhyayana*), la generosidad, la sinceridad, la modestia, la rectitud, la paciencia, una dieta pura, la pureza de los sentidos y el control,

todo ello fortalece la energía (*tejas*) y disipa los pecados. Colma asimismo los anhelos de la persona y acrecienta el conocimiento.

Mahabharata

El deseo de alcanzar
la liberación

Descubrirás que el deseo de alcanzar la gran liberación es el medio por excelencia. Cuando te sientas em-
bargado por dicho anhelo, no necesitarás nada más.

Pero si es débil tu deseo, ¿de qué te servirá tener miles
de medios? Por consiguiente, el medio más importante
para alcanzar la liberación es únicamente anhelar alcanzarla.

Tripura-Rahasya

Considérate inmortal

La muerte para mí es sólo una cuestión trivial. El individuo reside en la gloria de su propia alma, infinita, eterna e inmortal: alma que ningún instrumento puede penetrar; ni ningún aire, secar; ni fuego alguno, quemar; ni agua alguna, disolver; alma infinita, no nacida, imperecedera, sin principio ni fin, ante cuya magnitud los soles y las lunas, y todos sus sistemas, parecen gotas en medio del océano, ante cuya gloria el espacio se funde en la nada y el tiempo se desvanece en la no existencia. Es en la magnificencia de esta alma en lo que debemos creer. De ella te llegará el poder. Pienses lo que pienses, te convertirás en ello. Si te crees débil, te volverás débil. Si piensas que eres fuerte, fuerte; si crees que eres impuro, impuro; si piensas que eres puro, puro. Esto nos enseña a no considerarnos débiles, sino fuertes, omnipotentes y omniscientes. A pesar de no haber manifestado aún estas cualidades, están en mi interior. En mí está todo el conocimiento, todo el poder, toda la pureza y toda la libertad.

SWAMI VIVEKANANDA

El ruiseñor enjaulado

❦

Había una jaula hecha de espejos,
con una fresca rosa colgada en el medio.
Era una única flor, pero cada reflejo
era un distinto objeto de amor
para el ruiseñor enjaulado en ella.
Cada vez que el ruiseñor
volaba hacia una flor,
recibía un fuerte golpe.
Aquello que creía una flor
tan sólo era un reflejo.
Cuando volaba hacia él,
se golpeaba la cabeza contra el espejo.
Al mirar a la derecha,
allí estaba la rosa.
Al precipitarse hacia la izquierda,
sufría la misma suerte.
Cuando volaba hacia adelante
se golpeaba en el pico.
Y cuando hacia abajo caía
recibía una nueva herida.
Pero cierta vez dio la vuelta

y alzó hacia arriba los ojos:
allí estaba sonriendo la rosa real.
Sintiéndose sorprendido pensó:
«No quiero volver a tener una decepción.
¿Es ésta una rosa real
o sólo lo es de nombre?».
Voló sin dudar tras la rosa.
Y entonces sintió una profunda alegría,
sin jaula, ni espejos.
Estaba libre.
¡Oh, hombre!, ésta es tu condición,
rodeado por la jaula del mundo.
Aquel a quien tú buscas,
deambulando de puerta en puerta,
brilla serenamente dentro de tu corazón.

SWAMI RAMA TIRTHA

El tesoro interior

He encontrado algo
realmente excepcional;
nadie puede calcular su valor.

Carece de color, es único,
indivisible y eterno.
Inmune al oleaje del cambio,
llena todas y cada una de mis venas.

Carece de peso, carece de valor;
está más allá de los límites de la medida,
no puede contarse,
ni tampoco conocerse
mediante la erudición.
No es ni leve ni pesado,
ninguna piedra de toque puede cifrar su valor.

Yo moro en él y él mora en mí,
formamos una unidad, como agua
con agua mezclada.
Aquel que lo conoce,

nunca llegará a morir;
aquel que lo desconoce,
morirá una vez tras otra.

Kabir, el esclavo del Señor, ha descubierto
un océano colmado de néctar de amor;
pero no encuentro a nadie que quiera saborearlo.
Si los hombres no creen en mis palabras,
palabras que nacen de mi propia experiencia,
¿qué más puedo decirles para que se convenzan?

KABIR

El yoga y la vida divina

❧

Iniciar la vida espiritual significa sumergirse en el Divino, como si te tirases al mar. Y esto no se refiere al final, sino al principio; porque después de sumergirte, debes aprender a vivir en el Divino. Ésta es la zambullida que debes hacer, y hasta que no la realices, puede que sigas practicando yoga durante años, pero seguirás sin saber nada sobre la auténtica vida espiritual.

El yoga significa la unión con el Divino, y esta unión se realiza a través de tu ofrecimiento, se basa en la ofrenda que tú haces de ti mismo al Divino. Una vez has tomado esta decisión, cuando has decidido dedicar toda tu vida al Divino, debes recordarlo a cada instante, y tenerlo presente en todos los detalles de tu existencia.

Al iniciarte en el yoga es muy probable que te olvides del Divino a menudo. Pero a través de la constante aspiración, cada vez lo irás recordando más y lo olvidarás menos. Pero no debes hacerlo como una rígida disciplina o un deber, sino que debe ser una expresión interior de amor y alegría.

SRI AUROBINDO

La base de la fe

La fe es la claridad de la mente, que, como una buena madre, protege al yogui. Aquel que tiene fe y aspira a poseer discernimiento, adquiere energía. Quien está dotado de energía se torna consciente. Al volverse consciente, la mente permanece concentrada, sin distraerse. Quien tiene la mente concentrada alcanza la sutil sabiduría, gracias a la cual percibe la realidad tal como es.

Yoga-Bhashya

El supremo valor de la fe

Arjuna dijo:

¿Qué naturaleza poseen, ¡oh, Krisna!, aquellos que, desechando los preceptos de las escrituras, hacen sacrificios movidos por la fe: *sátvica, rajásica o tamásica?*

El Bendito respondió:

La fe de los seres encarnados (*dehin*), que surge de su fuero interno, es de tres clases: de naturaleza *sátvica, rajásica o tamásica.* Presta oídos a lo que te diré acerca de ellas.

¡Oh, hijo de Bharata!, la fe de cada persona es la que corresponde a su propia esencia. El ser humano (*purusha*) adopta la forma de su fe. Según sea su fe, así sera él.

Las personas de naturaleza *sátvica* adoran a las deidades, y las de naturaleza *rajásica,* a los semidioses y espíritus. El resto, de naturaleza *tamásica,* veneran a los difuntos y a las innumerables fuerzas de la naturaleza.

Bhagavad-Gita

Las ocho ramas del yoga

Mediante la aplicación de las ramas del yoga y con la disminución de las impurezas, aparece la luz de la sabiduría que conduce a la percepción del discernimiento.

Las ocho principales ramas del yoga son las siguientes. Su aplicación conduce a la disminución o disolución de las cinco clases de ideas erróneas, que adoptan la forma de impurezas. Al disminuir éstas, se manifiesta el correcto conocimiento (*samyag-jnana*). En la medida en que se emplean los medios, las impurezas se van atenuando. Y a medida que disminuyen aumenta la luz del conocimiento, en correspondencia con el proceso. Ahora bien, cuando este acrecentamiento de la luz llega a su punto de perfección, surge la percepción del discernimiento (*viveka-khyati*). Este proceso conduce a la percepción interior que distingue entre la forma esencial de las cualidades primarias (*guna*) y el Yo (*purusha*). La aplicación de las ramas del yoga provoca la separación (*viyoga*) de las impurezas, igual que un hacha corta un árbol. Son la causa de poder alcanzar la percepción del discernimiento, de igual modo que la virtud es la causa de la felicidad.

Disciplina moral, autocontrol, postura, control de la respiración, inhibición sensorial, concentración, meditación y éxtasis son las ocho ramas.

Su aplicación debe llevarse a cabo en este orden.

Yoga-Sutra y *Yoga-Bhashya*

El Óctuple Sendero

❦

El sabio denomina control (*yama*) al desapego relativo a los órganos del cuerpo.

La constante unión con la Verdad suprema se conoce como disciplina (*niyama*).
El estado de indiferencia hacia todas las cosas es la más sublime postura (*asana*).

La creencia de que el mundo es ilusorio se denomina el control de la respiración (*prana-samyama*).
La mente que dirige su atención hacia el interior, ¡oh, excelso!, efectúa la introspección de los sentidos (*pratyahara*).

El estable estado de la mente se conoce como fijar la atención, o concentración (*dharana*).
El pensamiento de «Soy la pura Conciencia» se denomina meditación (*dhyana*).

El total olvido de la meditación se describe como éxtasis (*samadhi*).

Trishiki-Brahmana-Upanishad

124

El camino medio

A no ser que permanezcas en el camino medio, no obtendrás sabiduría.

El infierno no abre sus puertas a quienes están en el camino medio.

Quienes moran en el camino medio son divinidades.

En noble compañerismo con el justo, yo también he seguido su camino.

Algunos, al morar en el camino medio, han alcanzado la santidad.

Algunos, manteniéndose en la justicia, se han convertido en divinidades.

Algunos, manteniéndose en la justicia, han alcanzado el estado de Siva.

Así que, en noble compañerismo con el justo, yo también me he mantenido en ella con firmeza.

Tiru-Mandiram

El camino es difícil

El sabio Bhishma dijo:

El camino de los bramanes poseedores del conocimiento es difícil de transitar. Nadie, ¡oh, Bharatarshabha!, puede andar por él fácilmente.

Es como una espantosa selva, penosa de atravesar, porque está llena de serpientes, pululantes criaturas y pozos, así como de innumerables espinas, pero desprovista de agua.

O como una selva en la que nada haya comestible, o con el suelo abrasado tras sufrir un incendio, o como un camino poblado de ladrones que sólo los hombres jóvenes pueden atravesar a salvo.

Mahabharata

La espontaneidad

Ciego,
¿cómo puedes tropezar
en un recto
y espontáneo camino?
Sigue la espontaneidad
de tu propio ser,
y actúa según tu
innata esencia...

JADUBINDU

La libertad en la acción

Krisna, el Señor, dijo:

No es absteniéndose de actuar como una persona consigue trascender la acción (*naishkarmya*), ni tampoco se acerca a la perfección sólo con la renuncia.

Pues nadie, ni por un solo instante, puede permanecer sin actividad. Todo el mundo, inconscientemente, está sometido a ello por las cualidades básicas (*guna*) dictadas por la naturaleza.

Aquel que impide actuar a sus órganos, pero se sienta recordando en su mente los objetos de los sentidos, es denominado un confundido hipócrita.

Así que, es muy superior, ¡oh, Arjuna!, aquel que, controlando los sentidos con la mente, emprende con desapego el yoga de la acción (karma yoga) con sus órganos en acción.

Debes cumplir con la actividad que te ha sido asignada, ya que la acción es superior a la inacción; ni siquiera el proceso de tu cuerpo puede ser llevado a cabo sin acción.

Este mundo está vinculado a la acción, salvo cuando la acción está motivada por el sacrificio. Con este propósito, ¡oh, Kaunteya!, actúa sin apego.

Por consiguiente, realiza siempre con desasimiento la acción correcta, ya que el hombre que actúa sin apego alcanza al Supremo.

Lo cierto es que el rey Janaka y otros alcanzaron la completa perfección a través de la acción. Aunque sólo lo hagas en beneficio del mundo, debes actuar.

Fuere lo que fuere lo que la mejor persona haga, los demás también lo harán. El mundo sigue el modelo que uno mismo se impone.

En cuanto a Mí, ¡oh, Partha!, a pesar de que nada me queda por hacer en los tres mundos, ni nada que obtener, estoy actuando constantemente.

Ya que si no lo hiciera infatigablemente, la gente ¡oh, Partha!, seguiría en todas partes Mi «trayectoria».

Si no desempeñara dichas acciones, los tres mundos perecerían, y Yo sería el autor del caos causante de la destrucción de [todas] esas criaturas.

Aquel que lleva a cabo sus acciones y toma refugio en Mí, alcanzará a través de mi gracia el estado eterno e inmutable.

Dedicándome todas tus acciones, con toda tu atención puesta en Mí, y recurriendo al *buddhi yoga*, piensa constantemente en Mí.

Si piensas en Mí, obtendrás mi bendición y trascenderás todos los obstáculos. Pero si a causa de tu ego (*ahamkara*) no me escuchas, entonces perecerás.

Bhagavad-Gita

En íntima comunión con la naturaleza

🍂

Sonríe con la flor y la verde hierba. Juega con las mariposas, pájaros y ciervos. Dale la mano a los arbustos, helechos y a las ramitas de los árboles. Háblale al arco iris, al viento, a las estrellas y al Sol. Conversa con los arroyos y las olas del mar. Dialoga con el insecto palo. Entabla amistad con todos tus vecinos, perros, gatos, vacas, seres humanos, árboles, flores, etcétera. De ese modo vivirás una espaciosa, perfecta, rica y plena existencia. Realizarás la unión o la unidad con la vida. Es muy difícil de describir con palabras. Tendrás que experimentarlo por ti mismo.

Swami Sivananda

Encauza las emociones

Las emociones en sí mismas no son malas; pero cuando nos dejamos arrastrar incontroladamente por ellas, se vuelven sumamente perjudiciales. Incluso el amor, si no se comparte u ofrece libre y generosamente, se transforma en un amor egoísta que se vuelve destructivamente contra uno mismo. En cambio, las emociones encauzadas son una fuente de fuerza que permite alcanzar grandes logros. Gracias al poder de las emociones hombres y mujeres han superado sus limitaciones y alcanzado una meta más elevada en la vida. Si las emociones se orientan hacia el Divino a través del mantra, pueden conducirte finalmente cerca de Dios.

SWAMI SIVANANDA RADHA

Las emociones primarias

Una persona que se deje llevar por las emociones primarias no podrá alcanzar el cielo ni la liberación, aunque llegue a inmolarse a sí misma en el fuego sagrado. El único resultado será que su cuerpo se abrasará totalmente.

Una persona de deseos primarios nunca logrará alcanzar la pureza, aunque haga abluciones toda su vida con toda el agua del Ganges y una montaña de arena.

Aunque una persona de viles emociones quisiera inmolarse a sí misma penetrando en un gran y ardiente fuego encendido con mantequilla clarificada y aceite cuyas llamas describiesen círculos, no por ello conseguiría la pureza.

Los peces viven en el sagrado Ganges y otros ríos. Bandadas de pájaros habitan en los templos. Pero no obtienen ningún especial beneficio de las abluciones ceremoniales ni de las caritativas ofrendas, porque carecen de sentimientos sagrados.

Es la pureza de los sentimientos la que determina la santidad de los ritos.

Una persona puede dejarse atrapar por las emociones primarias y puede también abandonarlas. Una persona purificada por las puras emociones alcanzará el cielo y con ello la liberación.

Shiva-Purana

Vencer la depresión

🐚

La depresión es un ladrón que se introduce en el cuerpo. Surge de la ignorancia. Cuando ésta se disuelve a través de la apertura espiritual (unmesha), desapareciendo la causa que la origina, ¿cómo puede la depresión permanecer?

«La depresión del cuerpo» significa la disminución del gozo de la persona, puesto que se identifica engañosamente con su cuerpo. El «ladrón», en este caso, es aquello que roba el tesoro de la Conciencia (*samvid*), y causa la pobreza de la limitación y demás carencias. El origen o inicio y la continuación de la depresión derivan de la ignorancia, es decir, cuando somos incapaces de reconocer que nuestra naturaleza esencial es una Masa de Conciencia y supremo Gozo... En ausencia de la depresión, el yogui logra eliminar estados tales como la enfermedad, y también el sufrimiento. Se manifiesta la luminosidad de su naturaleza esencial, como el oro acrisolado que se libera de sus impurezas. De ahí que la gloria de un gran yogui que mora en el cuerpo se deba a la constante ausencia de depresión.

Como dijo la gran yoguini Madalasa al instruir a sus jóvenes hijos:

> *No cometáis la estupidez de pensar que sois el cuerpo, ya que éste no es más que un envoltorio que se va deteriorando y que un día deberéis abandonar. Igual que un ropaje, este cuerpo se ciñe a ti a causa de tus acciones favorables y desfavorables, de tu ignorancia...*
>
> *Spanda-Karika y Spanda-Nirnaya*

Abandona el orgullo

Kabir, no te sientas orgulloso de tu cuerpo,
una capa de piel rellena de huesos;
aquellos que bajo doseles de oro
montaron majestuosos caballos
yacen ahora envueltos en la tierra.

Kabir, no te sientas orgulloso
de tus lujosas mansiones:
hoy o mañana
la tierra será tu lecho
y la hierba cubrirá tu cabeza.

Kabir, no te sientas orgulloso
ni mires con desdén al desesperado;
tu canoa está todavía en el mar,
¿quién sabe cuál será su destino?

Kabir, no te sientas orgulloso
de tu belleza y juventud;
en este día o al próximo
deberás abandonarlas,
como una serpiente que muda de piel.

KABIR

La humildad

Lo que el Señor más ama es la humildad. Por lo tanto, tu deber es hacer aquello que la fomente. La sociedad de los santos es el mejor lugar para desarrollarla. La compañía de sacerdotes y pandits que sólo se interesan por la riqueza y la buena comida no te ayudará a desarrollarla, ni complacerás al Señor. Quienquiera que anhele desarrollar esta cualidad debe, ante todo, buscar a un auténtico gurú (*sad-guru*) y convertirse en su discípulo.

Sar Bachan

La no-violencia

Ahimsa (la no-violencia) es el ideal más elevado. Es para el valiente, nunca para el cobarde... Ningún poder de la Tierra puede subyugarte si vas armado con la espada de la *ahimsa*. Ella ennoblece tanto al vencedor como al vencido.

GANDHI

Los deberes de la vida espiritual

El sabio Narada dijo:

La veracidad, la compasión, la austeridad, la pureza, la paciencia, la tranquilidad, el autocontrol, la bondad, la castidad, la renuncia, el estudio, la rectitud,

el contento, el servicio ponderado, el gradual abandono de las actividades propias de los pueblos, ser consciente de cuáles son las actividades incorrectas, el silencio, el autoexamen,

la distribución apropiada de comida y demás productos necesarios a los seres, ¡oh, Pandava!, considerarlos como uno mismo o como la divinidad, y también

escuchar las escrituras, alabar al Señor, recordar la grandeza del camino, el servicio devocional, la rendición de culto, la humildad, la servidumbre al Señor, la amistad y la renuncia de sí mismo:

todo cuanto antecede ha sido descrito como el pree-
minente deber (*dharma*) de todos los seres humanos.
Aquel que posea estas treinta características, ¡oh,
Rey!, complacerá al Gran Yo.

Bhagavata-Purana

La vida es una prueba

Hay varias pruebas que la persona devota tendrá que superar: pueden estar relacionadas con la mente, el intelecto, el cuerpo... En realidad Dios nos está poniendo pruebas constantemente; todo cuanto sucede en la vida lo es. Cualquier pensamiento que surja en la mente es, en sí mismo, una prueba para ver cómo reaccionamos. De ahí que se deba siempre permanecer atento y mantener una actitud distante, actuando con desasimiento, considerándolo todo como una oportunidad para ganar experiencia, perfeccionarse y alcanzar un nivel más elevado.

BHAGAWAN NITYANANDA

La transformación interior

❀

Abre los ojos y mira a tu alrededor; todos debemos morir. Recuérdalo siempre, y el espíritu en tu interior se despertará. De ese modo desaparecerá de ti la mezquindad y realizarás con eficacia tu trabajo, la mente y el cuerpo se llenarán de renovado vigor, y cuantos entren en contacto contigo sentirán también que han recibido algo de ti que les levanta el ánimo.

... Al principio tu corazón se partirá en pedazos, y tu mente experimentará pensamientos de tristeza y abatimiento. Pero persiste, deja que transcurran los días, y descubrirás que tu corazón se ha llenado de renovada fuerza, que el hecho de pensar constantemente en la muerte te está dando una nueva vida, te está haciendo cada vez más profundo, porque le está mostrando al ojo de tu mente, en cada momento, la verdad encerrada en la frase: «Vanidad de vanidades, todo es vanidad». Ten paciencia, deja que transcurran los meses y los años, y entonces sentirás que el espíritu de tu interior se despierta con la fuerza de un león, que el pequeño poder oculto en tu interior se ha transformado en un gran poder.

SWAMI VIVEKANANDA

Los seres maduros e inmaduros

Se dice que los seres encarnados pueden ser de dos clases: maduros e inmaduros.

Los seres inmaduros carecen del yoga; los maduros viven unidos al yoga. A través del fuego del yoga, todo el cuerpo se vuelve sensible y se libera del dolor.

Por consiguiente, el cuerpo inmaduro debe considerarse como insensible, terrenal y responsable de provocar el sufrimiento.

Yoga-Shikha-Upanishad

El control de los impulsos

Hamsa dijo:

A aquel que domina todos esos impulsos, el impulso de hablar, el impulso mental de la ira, el impulso de conocimiento, y los impulsos del estómago y de los órganos sexuales, lo considero un bramán y un sabio.

Liberarse de la ira es mejor que sentirla. De igual manera que ser paciente es mejor que impacientarse. La masculinidad es mejor que la ausencia de virilidad. Una persona con conocimiento es superior a un ignorante.

En medio del enojo uno no debe gritar airadamente. Mediante la paciencia se quema el buen karma del enemigo (*sukrita*) y se crea éste para uno mismo.

Mahabharata

El silencio

El sabio Vasishtha dijo:

¡Oh, Rama!, el más eminente de los sabios afirma que hay dos clases de sabios (*muni*). El primero es el riguroso asceta; el segundo, aquel que se ha liberado en vida.

El sabio que practica un riguroso ascetismo ha conquistado a la fuerza los sentidos. Permanece, sin duda, encadenado a áridos rituales en los que no figura ninguna meditación.

A aquel que percibe este mundo tal como es [es decir, como el Yo], que se siente satisfecho y conoce la naturaleza del mundo [es decir, que es un sueño], y mora en el Yo al tenerlo siempre presente, se le conoce como un sabio liberado.

La conducta de estas dos clases de serenos y sabios maestros, cuya naturaleza esencial es la firmeza mental, se describe a través de la palabra «silencio» (*mauna*).

Los conocedores del silencio afirman que hay cuatro variedades: el silencio del habla, el silencio del ojo, el riguroso silencio y el silencio del sueño.

El silencio del habla es el control de las palabras.
El silencio del ojo es el enérgico control de los sentidos.
Aquello que se conoce como riguroso silencio consiste en el abandono de cualquier actividad.

Quien se libera en vida practica el silencio del sueño en el estado de iluminación. El silencio de la mente, que ocurre en el momento de la muerte o en la práctica de un riguroso ascetismo, es la quinta variedad [muy diferente del silencio de la persona que se libera en vida].

Yoga-Vasishtha

La veracidad

Para las personas veraces
Él se funde con la verdad.
Pero nunca se manifiesta
a los que en la falsedad viven.
Al final de los tiempos,
se mostrará como el Señor
liberador de todos los seres.
Aquellos que son veraces
exultarán de auténtico gozo.

Él permanece unido a quienes
están unidos a la verdad.
Es la pura divinidad
que no penetra en falsos corazones.
Cuando la fuerza vital ascienda
por el canal central (*sushumna*)
y te encuentres con el Señor,
Él morará
en tus pensamientos.

Cuando Él more
en tus pensamientos,

contémplale día y noche.
Así se manifestará
sobre tu cabeza.
Y si abandonas la falsedad
y los deseos mundanos,
el Señor se revelará ante ti
en la verdad.

Que logres alcanzar o no
el pináculo del yoga,
depende de la gracia de Dios.
Tal es la senda de salvación
que el gran Nandi enseñó.
Si subyugas los nueve engañosos sentidos,
conseguirás montar el corcel de la verdad.

Nandi, que ha penetrado
en mi canal central,
siempre está en mis pensamientos
y mora en mi cuerpo:
Él es el bendito,
la fuente de todos los Vedas,
el que nunca se revela
a los falsos.
Él sólo es el refugio
de los que se liberan de la falsedad.

Tiru-Mandiram

La naturaleza de la Verdad

No existe mayor virtud que la verdad, ni mayor pecado que la falsedad. Por consiguiente, un ser mortal debe tomar plenamente refugio en la verdad.

La veneración que carece de verdad no sirve de nada: la recitación (*japa*) desprovista de verdad no sirve de nada; ascetismo (*tapas*) sin verdad no sirve tampoco de nada, es como plantar una semilla en tierra salada.

La naturaleza de la verdad es el supremo Absoluto. La verdad es el ascetismo más supremo. Todas las acciones arraigan en la verdad. Nada hay superior a ella.

Mahanirvana-Tantra

Tres clases de ofrendas

La ofrenda realizada con sinceridad a un receptor digno, sin esperar recompensa alguna, en el lugar adecuado y en el momento oportuno, se considera de naturaleza *sátvica*.

La ofrenda hecha de mala gana, con vistas a una recompensa o con el ánimo de recibir un fruto en la otra vida, se considera de naturaleza *rajásica*.

La ofrenda realizada a un receptor indigno en el lugar y momento equivocado, u ofrecida con rudeza y desdén, se considera de naturaleza *tamásica*.

Bhagavad-Gita

La soledad

Los seres mundanos deben evitar la soledad (*ekakitva*) porque sienten miedo, pereza... Deben buscar la compañía de otras personas, ya que con ellas no son tan susceptibles de sentirlos. En el caso de los yoguis, sin embargo, ocurre todo lo contrario. Cuando meditan en medio de la soledad, todo el espacio se llena con el supremo gozo del Yo. No son proclives al miedo, ni a la pereza, el sufrimiento o el engaño.

> *¿Cómo puede manifestarse el engaño o el sufrimiento en alguien que, morando sólo en la unidad, percibe a todos los seres como el propio Yo?*
>
> [Isha-Upanishad 7]

Así lo declara la revelada tradición (*shruti*). Un lugar densamente poblado es adverso a la meditación, debido a las polémicas políticas o de otra índole. No es el lugar propicio para entrar en contacto con el supremo gozo del Yo. Por el contrario, perturba a la mente que aparentemente carece de ese gozo. Ello es debido a la naturaleza ilusoria del mundo y a la plenitud del Yo.

Jiovanmukti-Viveka

Sirve siempre a los demás

La sal de la vida es servir a los demás de modo desinteresado. El aliento de la vida es el amor universal. La vida no se vive con plenitud ni se realiza totalmente si no sirves y amas a toda la humanidad. El secreto de llevar una vida auténtica es amar a Dios y servir a la humanidad. Vive para servir a los demás. El poder divino fluirá a través de ti como una fuerza que da vida.

SWAMI SIVANANDA

Rinde culto con tu cuerpo

Con todo tu cuerpo como un rosario
recita el nombre del Compasivo:
deja que éste sea tu sagrado culto;
tu ayuno, el reconocimiento del Único,
aleja de ti a cualquier otro;
tu credo, la devoción sólo en el Yo.

DADU

La auténtica veneración

Hayamos tomado un baño o no, estemos ayunando o comiendo, siempre debemos venerar al Yo supremo con una mente pura.

Mahanirvana-Tantra

El poder liberador de la devoción

Krisna, el Señor, dijo:

Aquellos que, fijando su mente en Mí, me veneran siempre con buena disciplina y suprema fe, considero que son los más disciplinados.

Pero aquellos que veneran al Imperecedero, al Indefinible, al Inmanifestado, al Omnipresente, al Inconcebible, al Morador de lo más alto, al Impasible y Estable,

y que, controlando las huestes de los sentidos y la mente más elevada (*buddhi*), permanecen serenos en cualquier situación y gozan beneficiando a todos los seres, ellos lograrán llegar hasta Mí.

Mayor es el esfuerzo de aquellos cuya mente se aferra al Inmanifestado, ya que los seres encarnados consiguen llegar hasta Él tras seguir un doloroso curso.

Pero a quienes Me dedican todas sus acciones, sólo piensan en Mí y me rinden culto en la contemplación a través del yoga, a aquellos que tienen su mente puesta en Mí, ¡oh, hijo de Pritha!, no tardaré en liberarles del ciclo de la muerte (*mrityu-samsara*).

Piensa sólo en Mí. Deja que tu mente más elevada se una a Mí. De ser así morarás únicamente en Mí. Sin lugar a dudas.

El yogui que siempre está satisfecho, con dominio de sí mismo y firme determinación, que me ofrece su mente y su mente más elevada, y me presta devoción, es amado por Mí.

Dedicándome todas las acciones, con toda tu atención fija en Mí, y recurriendo al yoga de la mente más elevada (*buddhi yoga*), piensa constantemente en Mí.

Si pones tu mente en Mí, trascenderás todos los obstáculos por medio de mi gracia. Pero si movido por tu ego (*ahamkara*) no me escuchas, perecerás.

Dedicándome plenamente toda tu actividad (*dharma*), busca refugio sólo en Mí. Yo te libraré de todos tus pecados. ¡No te acongojes!

Bhagavad-Gita

La senda de la devoción

El sabio Narada dijo:

Las personas con una intensa devoción (*ekantin*) son las más destacadas.

Conversando entre sí con un nudo en la garganta y lágrimas de éxtasis, purifican a sus familias y la Tierra.

Hacen que los lugares sagrados (*tirtha*) se vuelvan sagrados; que las acciones se vuelvan correctas; que las escrituras adquieran su auténtico significado.

Él llena todo su ser.

Los ancestros se regocijan, los dioses danzan y la Tierra obtiene un protector.

En ellas no existe la distinción a causa del nacimiento, conocimientos, belleza, familia, riqueza, profesión...

Bhakti-Sutra

Loca de amor

Estoy loca de amor
y nadie entiende mi dolor.
Sólo el herido comprende
la agonía del herido,
cuando un fuego te consume el corazón.
Sólo el joyero conoce el valor de una joya,
no aquel que se desprende de ella.
Herida, he errado de puerta en puerta
sin encontrar un doctor.
Mira dice: Harken, Maestro mío,
el dolor de Mira desaparecerá
cuando Shyam se manifieste como el doctor.

Sin mi amado Maestro
no puedo vivir.
He ofrecido al Amado
mi cuerpo, mi mente y mi vida.
Fascinada por su belleza,
contemplo la calle
noche y día.
Mira dice: Mi Señor, aceptad a vuestra sierva,
es todo cuanto ella os pide.

MIRABAI

El amor es el Yo

❦

Estudiante: El amor implica dualidad. ¿Cómo puede el Yo ser objeto de amor?

Ramana Maharshi: No hay diferencia entre el amor y el Yo. El amor hacia un objeto posee una cualidad más inferior y no puede perdurar. En cambio el Yo es amor. Dios es amor.

Talks with Sri Ramana Maharshi

El yoga de las lágrimas

Llora al menos una vez deseoso de ver a Dios.

SRI RAMAKRISHNA

El camino hacia el cielo va a través del infierno

Si existe un camino que conduzca al cielo, lo hace a través del infierno. Para ir al cielo hay que pasar por el infierno. Cuando el alma ha luchado contra las circunstancias, y tras tropezar en mil y una ocasiones con la muerte en el camino, no se deja amilanar y sigue luchando una y otra vez, esa alma se transforma en un gigante que se ríe del ideal por el que ha estado luchando, ya que descubre que ella tiene mayor grandeza que dicho ideal.

SWAMI VIVEKANANDA

Cómo vencer los defectos

Las faltas deben quemarse mediante el control de la respiración; la culpabilidad, con la concentración; las dependencias, con la resistencia, y las cualidades innobles, mediante la meditación.

Manu-Smiriti

El verdadero ayuno

❦

Estudiante: ¿Puede ayudar el ayuno a alcanzar la realización?

Ramana Maharshi: Sí, pero sólo como ayuda temporal. La auténtica ayuda es el ayuno mental. En sí mismo el ayuno no es una meta. Ha de tener lugar, al propio tiempo, el desarrollo espiritual. Un ayuno rígido debilita la mente y te deja sin la fuerza necesaria para la búsqueda espiritual. De ahí que debas comer con moderación y seguir practicando.

Talks with Sri Ramana Maharshi

La mejor postura

Estudiante: Se mencionan diversos *asanas* (posturas). ¿Cuál es el más eficaz?

Ramana Maharshi: Nididhyasana (concentrar la mente en un sólo punto) es la mejor postura.

Talks with Sri Ramana Maharshi

La fuerza vital

El Señor dijo:

La fuerza vital (*prana*) es, en verdad, la mejor amiga; la fuerza vital es, en verdad, la mejor compañera. ¡Oh, magnífico!, con toda seguridad no existe pariente comparable a la fuerza vital.

Shiva-Svarodaya

El control de la respiración

El sabio Vasishtha dijo:

Al controlar la energía de la fuerza vital (*prana*), ¡oh, Rama!, la mente se desvanece, como la sombra de un objeto cuando éste está ausente. La mente está formada de fuerza vital.

La fuerza vital conoce la experiencia de otros lugares situados en el corazón. La mente se define como aquello que proviene de la experiencia de la vibración (*spanda*).

Las corrientes de la fuerza vital se controlan mediante el desapego, la argumentación filosófica, el razonamiento, el abandono del esfuerzo, y también a través del conocimiento de la Realidad suprema.

La energía de una roca tiene movilidad, como el combustible, pero no es mental. La energía existe gracias a la vibración.

La vibración es la energía de las corrientes de la fuerza vital; parece dinámica, pero es insensible. La energía de la conciencia del Yo es transparente, es la admiración de todos.

Se considera que la mente es la unión de la energía de la conciencia y la energía de la vibración. Esto se llama el falso conocimiento surgido de las ideas erróneas.

Se denomina ignorancia y también ilusión (*maya*). Esta gran ignorancia genera el veneno del mundo del cambio y todo cuanto de él surge.

La unión de la energía de la conciencia y la energía de la vibración, junto con la volición y la imaginación, conduce a la creación de los horrores de la existencia, a menos que la persona examine su volición e imaginación.

Cuando la mente piensa, la respiración (*vayu*) origina la energía de la vibración, y con ella la mente engendra una cadena de pensamientos, incluyendo los pensamientos acerca de las deidades, decisiones y todo lo demás.

Yoga-Vasishtha

El control de los sentidos

❀

Todo lo que perciba con sus ojos, debe considerarlo existente en su interior.

Todo lo que olfatee con su nariz, debe considerarlo existente en su interior.

Todo lo que saboree con su lengua, debe considerarlo existente en su interior.

Todo lo que toque con su piel, debe considerarlo existente en su interior.

De ese modo, cada día el yogui debe, durante un *yama* [tres horas], con diligencia, esforzarse en abandonar los numerosos objetos de los sentidos cognitivos.

Yoga-Shastra

La recitación, el medio más sublime

❦

El Señor dijo:

No existe mayor sacrificio que el de la recitación (*japa*). Nada hay en el mundo de mayor grandeza. Por eso, debe cultivarse la virtud, la prosperidad, el placer cultural (*kama*) y la liberación a través de la recitación.

Abandonando los demás medios, uno debe recitar los versos mántricos. Una mente atenta conduce al éxito. El fruto de la inconsciencia es desfavorable.

La recitación es propicia si contiene una especie de voto cuya aspiración es el abandono del placer mundano. Por lo tanto, ¡oh, diosa!, debe practicarse el yoga que consiste en la recitación y la meditación.

¡Oh, amada!, las manchas originadas por el quebrantamiento consciente o inconsciente de las disciplinas —desde las personales (*jiva*) hasta las de Brahma— son purificadas a través de la recitación.

Kula-Arnava-Tantra

Recitar los mantras con éxito

Estudiante: Cuando hago *nama-japa* [recitación del Nombre divino] durante una hora o más, me sumo en un estado parecido al sueño. Al despertar descubro que he interrumpido mi recitación, así que lo vuelvo a intentar.

Rama Maharshi: «Parecido al sueño», exactamente. Es el estado natural. Como aún permaneces asociado al ego, consideras que el estado natural es algo que interrumpe tu trabajo. Así que deberás experimentarlo repetidas veces, hasta que compruebes que es tu estado natural. Entonces descubrirás que hacer *japa* es superfluo, pero seguirás haciéndolo de modo automático. Tu actual duda se debe a tu falsa identidad, ya que te estás identificando con la mente que hace *japa*. *Japa* significa concentrarse en un pensamiento y olvidar el resto. Éste es su propósito. Conduce al estado de *dhyana* [meditación], el cual finaliza en la realización del Yo o *jnana*.

The Spiritual Teaching of Ramana Maharshi

El agradable sonido interior

Igual que una abeja al beber el néctar no percibe el aroma, la mente que está siempre acompañada del sonido interior (*nada*) no desea ningún otro objeto.

Sujeta a la fragancia del agradable sonido interior, abandona rápidamente su inconstancia. Atraída por el sonido interior, la mente —como una serpiente que vive en la concavidad del cuerpo—

se olvida del mundo, permanece concentrada en un punto y cesa de correr de un lugar a otro. Para el loco elefante de la mente, que vagabundea por el placentero jardín de los objetos mundanos,

el sonido interior es un agudo gancho que sirve para controlarlo. El sonido interior es un cepo que sirve para atrapar al ciervo interno.

Y una presa de contención que sirve para retener el oleaje interior.

Nada-Upanishad

La concentración

❧

La mente tiende a la difusión, a la sucesión; sólo puede concentrarse en una única cosa a la vez, y cuando no está concentrada salta de una a otra, al azar. Por eso debe concentrarse en una sola idea, en un único tema de meditación, en un único objeto de contemplación, en un particular objeto de deseo a fin de poder poseerlo o dominarlo, y esto debe hacerse también, al menos, con la temporaria exclusión de todos los demás. Pero aquello que se halla más allá de la mente, aquello a lo que aspirarnos elevarnos, es superior al proceso del pensamiento, superior a la división de las ideas. El Divino está centrado en sí mismo, y cuando origina ideas y actividades no se divide ni se deja aprisionar por ellas, sino que las percibe, tanto ellas como su propio movimiento, en su infinidad; indivisa, toda su esencia permanece tras cada idea y cada movimiento, y al propio tiempo, detrás de todos ellos. A causa de esta unicidad, cada una de las ideas y actividades se manifiesta espontáneamente, no a través de un acto o deseo separado, sino por la fuerza general de la conciencia subyacente; aunque nosotros percibamos cada una como una separada concentración de Aspiración y Conocimiento divino, se trata de una concentración múltiple, equitativa y no exclusiva; su realidad es, de hecho, una manifestación libre y espontánea que actúa en la unidad y la infinidad. El alma que se ha elevado hacia el Samadhi divino [concentración extática] participa en la medida de su realización en esta invertida condición de elementos: la verdadera condición, ya que la verdad es el reverso de nuestra mentalidad. De ahí que, como se indica en los libros antiguos, la persona que se ha unido al Yo alcanza espontáneamente, sin necesidad de concentrarse con el pensamiento y el esfuerzo, el conocimiento o el resultado que esa Idea o Aspiración suya desea alcanzar.

El objeto de nuestra concentración debe ser alcanzar este estable estado divino. El primer paso para concentrarse debe ser siempre el de acostumbrar a la mente discursiva a la meta fija y estable de un único flujo de pensamientos conectados y dirigidos hacia un solo punto, y ello debe hacerse sin dejarse distraer por las atractivas y ajenas llamadas que suscitan su atención. Este tipo de concentración es corriente en nuestra vida ordinaria, pero se vuelve más difícil cuando tenemos que llevarla a cabo en nuestro interior sin el apoyo de un objeto exterior o una acción hacia los que enfocar la mente; sin embargo, esta concentración interior es la que el aspirante al conocimiento debe realizar. No debe ser simplemente el pensamiento consecutivo del pensador intelectual, cuyo único objetivo es concebir y vincular intelectualmente todas sus ideas. Ni tampoco, excepto quizá en un principio, un proceso de razonamiento que intente concentrarse al máximo en la fructífera esencia de la idea, la cual, gracias a la insistencia del alma, acaba revelando todas las facetas de su verdad.

SRI AUROBINDO

Sé el observador

❀

Estudiante: Todo el mundo dice: «Yo trabajo, yo vengo, yo voy».

Sri Nisargadatta Maharaj: Nada he de objetar a los convencionalismos de tu lenguaje, pero la gente distorsiona y destruye la realidad. Otra manera más correcta de decirlo sería: «Se anda, se trabaja, se viene, se va». Ya que para que suceda cualquier cosa, el universo entero debe coincidir. Es erróneo pensar que algo en particular pueda producir un acontecimiento. Cada causa es universal. Tu propio cuerpo no podría existir sin la entera contribución del universo que ha participado en su creación y supervivencia. Soy plenamente consciente de que las cosas suceden tal como suceden porque el mundo es tal como es. Para cambiar el curso de los acontecimientos debo incorporar un nuevo factor en el mundo, y ese factor sólo puedo ser yo mismo, en quien coinciden el poder del amor y la comprensión.

Cuando nace el cuerpo, suceden también toda clase de cosas, y tú participas en ellas porque te identificas con él. Eres como una persona en el cine, que ríe y llora ante una película, a pesar de que sabe perfectamente que permanece todo el tiempo en la silla, y que la película no es más que un juego de luces. Para romper el encantamiento sólo tenemos que cambiar el foco de atención, desde la pantalla hacia nosotros mismos. Al morir el cuerpo, la clase de vida que llevas ahora —una sucesión de acontecimientos físicos y mentales— llega a su fin. Podría acabar incluso en este preciso instante —sin necesidad de esperar a que el cuerpo muera—; bastaría con que cambiaras la atención hacia el yo y la mantuvieras allí. Todo sucede como si existiera un misterioso poder que todo lo crea y mueve. Date cuenta de que tú no eres quien mueve las cosas, sólo el que las observa, y hallarás la paz interior.

Estudiante: Ese poder ¿es distinto de mí?

Sri Nisargadatta Maharaj: Claro que no. Pero debes empezar siendo un desapegado observador. Sólo de ese modo descubrirás que todo tu ser es el amante y actor universal. En tanto continúes sumergido en las tribulaciones de una determinada personalidad, serás incapaz de ver más allá de ella. Pero finalmente acabarás descubriendo que no eres ni particular ni universal, que estás más allá de ambas cosas. Igual que la diminuta punta de un lápiz puede trazar innumerables imágenes, la punta adimensional de la conciencia traza todo cuanto el vasto universo contiene. Descubre esa punta y sé libre.

I Am That

La tarea más excelsa

Uno debe considerarse como si fuera el mundo. Quien se contemple como el mundo, nunca agotará su labor, porque al trascenderse a sí mismo crea todo cuanto desea.

Brihad-Aranyaka-Upanishad

Transforma el mundo
mediante la meditación

Si preparas un dulce budín, lleno de deliciosos ingredientes —pistachos, almendras, cardamomo—, pero te olvidas de ponerle azúcar, ¿qué sabor tendrá? De parecido modo, sólo puedes disfrutar del mundo si meditas en Dios. Mediante la meditación el hombre puede hacer del mundo su mejor amigo; sin meditar en Dios, el mundo se llena de sufrimiento y dolor. Lo cierto es que la vida en la Tierra puede ser un magnífico camino hacia la felicidad, pero sólo si Dios está continuamente presente. Sin recordar a Dios, sin ser consciente de Él, sin meditar en Él, la vida en el mundo queda mutilada, carece de sabor y alegría.

No abandones el mundo ni a las personas que te rodean y que son amadas por ti. No desperdicies tu energía corriendo de un lugar a otro en busca de Dios. No te pierdas a ti mismo mientras persigues la paz y la serenidad. Gente amada, permaneced en casa con vuestros maridos, vuestras esposas e hijos. Apreciad vuestro arte, habilidad y talento. Seguid con vuestros negocios y vuestras fábricas. De acuerdo con el destino, puedes ser rico o trabajador, rey o mendigo, pero Dios pertenece a todo el mundo.

SWAMI MUKTANANDA

Los obstáculos
de la meditación

❦

La enfermedad, la languidez, la duda, la inconsciencia, la pereza, el vicio, la visión errónea, no alcanzar las etapas de la meditación y la inestabilidad en ellas, constituyen las distracciones de la mente, los obstáculos.

Son nueve los obstáculos o distracciones de la mente (*citta*). Aparecen junto con las fluctuaciones de la mente. Pero no están presentes cuando no existen las fluctuaciones mentales anteriormente mencionadas [es decir, la correcta percepción, la percepción errónea, la conceptualización, la memoria y el sueño]. La enfermedad es una afección de los humores, las secreciones o los órganos. La languidez es la falta de actividad de la mente. La duda es pensar vacilando entre varias alternativas, como: «Puede que sea así o puede que no». La inconsciencia es no cultivar el medio del éxtasis (*samadhi*). La pereza, la inactividad provocada por la pesadez del cuerpo y de la mente. El vicio, la avaricia mental que consiste en la adicción a los objetos de los sentidos. La visión errónea es el falso conocimiento. No alcanzar una etapa es no llegar a la consecución de ninguna etapa del éxtasis. La inestabilidad es la incapacidad de la mente de permanecer en una etapa una vez lograda. Pero si realmente se hubiera alcanzado una etapa del éxtasis, la mente, como es natural, habría permanecido allí. Estas distracciones mentales se denominan las nueve imperfecciones del yoga, los enemigos del yoga o los obstáculos del yoga.

El dolor, la depresión, el temblor del cuerpo, una incorrecta inhalación o exhalación van unidos a las distracciones.

Los seres vivos padecen y luchan por liberarse de diferentes tipos de dolor: el causado por uno mismo, por otros seres o por las deidades. La depresión es la agitación de la mente debida a un impedimento causado por un deseo. El temblor del cuerpo es el que provoca el temblor y la agitación de los miembros. La inhalación es el proceso de inspirar aire del exterior. La exhalación es lo que provoca que el aire abdominal fluya hacia el exterior. Van unidos a las distracciones. Se manifiestan en una mente distraída, no en una mente atenta.

Para disolverlas, uno debe practicar un solo principio.

Para disolver dichas distracciones, uno debe enseñar a la mente a permanecer en un solo principio.

Yoga-Sutra y *Yoga-Bhashya*

El éxtasis

Así como la sal se disuelve en el agua, de igual modo, para el conocedor del yoga, la mente y el Yo se vuelven idénticos: esto se describe como éxtasis (*samadhi*).

Existe otro punto de vista:

El estado en el que el yo individual y el Yo trascendental están en equilibrio (*samatva*) y en el cual se trascienden todos los conceptos se describe como éxtasis.

Hatha-Ratna-Avali

La senda hacia el éxtasis

❀

El éxtasis es el supremo yoga; se alcanza mediante
una gran fortuna, la compasión y bendición del maes-
to, y la devoción hacia él.

El yogui que, día a día, cultiva la confianza en el conocimiento transmitido, la confianza en el maestro y
la confianza en sí mismo, alcanza rápidamente la
propicia práctica del éxtasis.

Separando la mente del «recipiente» [es decir, el cuer-
po], el yogui debe unirse con el Yo trascendental.
Cuando se libere de las diez condiciones, experimentará el éxtasis.

Gheranda-Samhita

Los poderes psíquicos

En este mundo los poderes (*siddhi*) pueden ser de dos clases: artificiales y no artificiales.

Los poderes que se perfeccionan a través de pociones alquímicas, plantas, rituales, magia y repetición de mantras, se conocen como artificiales.

Los poderes producidos por medios externos tan sólo son temporales y dotados de escasa energía. Pero los que no se generan por medios externos, aparecen espontáneamente

en quienes se dedican exclusivamente al yoga de su Yo innato. Dichos poderes son cuantiosos, conducen al Señor Primordial, y se conocen como desprovistos de artificios.

Son plenos, permanentes, enormemente energéticos, y se manifiestan durante mucho tiempo en quienes están libres de esas características (*vasana*), como resultado de su yoga y conforme a su aspiración.

Quien, por medio del gran yoga, permanece en la eterna morada del Yo supremo, debe mantenerlos en secreto. Las habilidades características del adepto del yoga deben guardarse en secreto, a menos que deban manifestarse en beneficio de los demás.

Así como los peregrinos que se dirigen a Kashi (Benarés) ven diversos lugares sagrados y, según los distintos caminos que recorren, reciben diversas bendiciones

de igual modo, quienes siguen el camino del yoga y están libres de la inquietud de la pérdida o la ganancia, encuentran toda una diversidad de poderes.

Así como los orfebres son capaces de identificar el oro, de igual modo, el adepto liberado en vida puede reconocerse gracias a sus poderes.

Como confirmación, algunas veces podrá observarse en él la cualidad de pertenecer «a otro mundo». Aquel que carece de poderes ha de considerarse un ser encadenado.

Yoga-Shikha-Upanishad

Las siete etapas
de la sabiduría

Es preciso, en primer lugar, desarrollar la sabiduría
acompañada de la tradición (*shastra*) y de la sagrada
tradición. Se dice que ésta es la primera etapa del
yoga de los nueve yoguis.

La segunda es la investigación. La tercera, el cultivo
del desapego. La cuarta, la erradicación, que consiste
en la disolución de las características (*vasana*).

Lo que se manifiesta como el gozo de la pura
Conciencia es la quinta. Quien se ha liberado en vida
y resplandece completamente despierto, aun estando
medio dormido, mora en ella.

Lo que se manifiesta como la no experiencia es la sex-
ta etapa; se compone de una única masa de gozo, cuyo
estado se corresponde al estado del sueño profundo.

La propicia séptima etapa, que trasciende el Cuarto
Estado, es la liberación, que consiste en la unicidad y
la transparencia.

Laghu-Yoga-Vasishta

El Yo es la base de todo

Así como el océano es el único lugar donde se asienta el
   agua,
así como la piel es el único lugar donde se asienta el
   tacto,
así como los orificios nasales son el único lugar donde
   se asienta el olfato,
así como la lengua es el único lugar donde se asienta el
   gusto,
así como el ojo es el único lugar donde se asienta la visión,
así como el oído es el único lugar donde se asienta el
   oído,
así como la mente es el único lugar donde se asientan las
   ideas,
así como el corazón es el único lugar donde se asienta
   el conocimiento,
así como las manos son el único lugar donde se asientan
   los actos,
así como los genitales son el único lugar donde se asienta el placer,
así como los pies son el único lugar donde se asienta el
   movimiento,

así como la palabra es el único lugar donde se asientan
   los Vedas,
lo mismo sucede con Aquello [es decir, el Yo].

Así como un puñado de sal, al ser arrojado al agua,
se disuelve en ella, y nadie puede percibirlo,
porque toda el agua adquiere un sabor salado,
del mismo modo, amado mío, este grande, infinito y
   trascendental
Ser no es otra cosa que una Masa de Conciencia (*vijna-
   na-ghana*).

Brihad-Aranyaka-Upanishad

Por el bien del Yo

El sabio Yajnavalkya dijo:

En verdad, el esposo no es amado por el bien del esposo, sino del Yo. En verdad, la esposa no es amada por el bien de la esposa, sino del Yo. En verdad, el hijo no es amado por el bien del hijo, sino del Yo. En verdad, la riqueza no es amada por el bien de la riqueza, sino del Yo... En verdad, todo no es amado por el bien de todo, sino del Yo. En verdad, ¡oh, Maitreya!, el Yo debe verse, oírse, pensarse y meditarse. En realidad, al ver, escuchar, pensar y conocer el Yo, se conoce todo lo demás.

Brihad-Aranyaka-Upanishad

El inmortal controlador interior

❧

El sabio Uddalaka Aruni dijo:

Aquel que mora en todos los seres y está en su interior, a quien todos los seres desconocen, cuyo cuerpo es todos los seres y controla a todos los seres desde el interior, es el Yo (*atman*), el inmortal controlador interior (*antaryamin*). Así es como se vincula con los seres, así es como se vincula con el yo.

Aquel que mora en la fuerza vital (*prana*) y está en su interior, a quien la fuerza vital desconoce, cuyo cuerpo es la fuerza vital y controla a la fuerza vital desde el interior, es el Yo, el inmortal controlador interior.

Aquel que mora en el órgano del habla y está en su interior, a quien el órgano del habla desconoce, cuyo cuerpo es el órgano del habla y controla el órgano del habla desde el interior, es el Yo, el inmortal controlador interior.

Aquel que mora en el ojo y está en su interior, a quien el ojo desconoce, cuyo cuerpo es el ojo y controla al ojo desde el interior, es el Yo, el inmortal controlador interior.

Aquel que mora en el oído y está en su interior, a quien el oído desconoce, cuyo cuerpo es el oído y controla al oído desde el interior, es el Yo, el inmortal controlador interior.

Aquel que mora en la mente (*manas*) y está en su interior, a quien la mente desconoce, cuyo cuerpo es la mente y controla a la mente desde el interior, es el Yo, el inmortal controlador interior.

Aquel que mora en la piel y está en su interior, a quien la piel desconoce, cuyo cuerpo es la piel y controla a la piel desde el interior, es el Yo, el inmortal controlador interior.

Aquel que mora en la comprensión y está en su interior, a quien la comprensión desconoce, cuyo cuerpo es la comprensión y controla a la comprensión desde el interior, es el Yo, el inmortal controlador interior.

Aquel que mora en el semen y está en su interior, a quien el semen desconoce, cuyo cuerpo es el semen y controla al semen desde el interior, es el Yo, el inmortal controlador interior. Él es el que Ve sin ser visto, el que Escucha sin ser escuchado, el que Piensa sin que se piense en Él, el que Comprende sin ser comprendido. Él es el único que Ve. El único que Escucha. El único que Piensa. El único que Comprende. Es el Yo, el inmortal controlador interior. Todo lo demás está sujeto al sufrimiento. Una vez afirmado todo esto, Uddalaka Aruni quedó sumido en silencio.

Brihad-Arnayaka-Upanishad

El despertar del poder de la serpiente

De súbito, con un rugido como el de una cascada, sentí un torrente de luz líquida que inundaba mi cerebro a través de la médula espinal.

Me cogió totalmente por sorpresa, no estaba preparado para un acontecimiento semejante; pero recobrando al instante el autocontrol, continué sentado en la misma postura, sin alterar la concentración de mi mente. El resplandor se hacía cada vez más intenso, el rugido más potente; experimenté una sensación de mareo e inmediatamente sentí como si yo mismo abandonara mi cuerpo, envuelto por completo en un halo de luz. Es imposible describir la experiencia con exactitud. Mi conciencia llegó a un punto en el que empezó a expandirse, rodeada de rayos de luz. Cada vez se expandía más y más, mientras que el cuerpo, normalmente objeto inmediato de su percepción, parecía perderse en la lejanía, hasta que dejé de ser consciente de él por completo. Ahora era pura conciencia, sin ninguna forma ni noción de poseer un apéndice corporal, sin ningún tipo de emoción o sensación que viniera de mis sentidos; me encontraba sumergido en un mar de luz, atento y consciente de cada punto, extendiéndome en todas direcciones, como si no existiera ninguna barrera ni obstrucción material.

GOPI KRISHNA

El asceta de largo cabello

El de largo cabello (*keshin*) resiste el fuego;
el de largo cabello resiste el veneno;
el de largo cabello resiste el mundo;
el de largo cabello tiene su mirada fija en el cielo;
el de largo cabello se dice que es esa Luz.

Los sabios rodeados de viento han aceptado el rojizo
polvo. Cuando los dioses penetran en ellos
se deslizan con el curso del viento.

Regocijados por nuestro silencio,
sobre los vientos nos hemos elevado.
De nosotros, ¡oh, mortales!, sólo contempláis
nuestros cuerpos.

A través del espacio medio (*antariksha*) vuela el sabio
brillando bajo cualquier forma.
Por su bondad, es considerado amigo de cada dios.

El sabio, ebrio de dioses,
es corcel del viento, amigo de Vayu.
Mora en ambos océanos, el superior y el inferior.

Siguiendo feéricas rutas de elfos y bestias, el de largo
cabello deambula conocedor de los pensamientos, el
amigo más estimulante y gentil.

Para él, Vayu ha agitado y sacudido al indomable,
cuando el de largo cabello bebía con Rudra el veneno
del cáliz.

Rig Veda

Flotando en lo Divino

Después de atravesar los siete anillos de luz de la región central [de la existencia divina], se penetra en el vasto e ilimitado espacio, el Infinito, que aparece cuajado de estrellas. En este lugar todavía se necesita la ayuda del gurú, porque el más sutil esfuerzo del nadador en su pesado nadar crea olas de energía que levantan una barrera que impide el progreso. Sólo el experimentado, capaz y vigilante gurú sabe cómo calmar las olas y enseñar al nadador el arte de nadar en la luz, que es casi como flotar, aunque no del todo, ya que si nadas en el agua no levantas olas en tu contra. El gurú ayuda también al nadador a no deslizarse en el placer que supone nadar en la luz, ya que podría obstaculizar su futuro progreso, y lo conduce a un viaje todavía más lejano.

Ahora llegamos a la esfera del Centro inactivo, que también parece estar rodeado por una especie de anillo, ya el último. Por curiosidad y como experimento, cierta vez intenté penetrar en él; un súbito y fuerte empujón me hizo retroceder, pero pude echar una rápida ojeada. Lo que vi me llevó a la conclusión de que éste es quizás el último límite posible de aproximación humana... En este lugar nos hallamos en íntima armonía con la genuina Real condición.

RAM CHANDRA

La liberación en vida

Después de millones de años y miles de nacimientos, él llega a la orilla de la realización del Yo.

Significa que el fin le llega de modo natural, y se acomoda en el propio trono del discernimiento.

Ocurre entonces que con la velocidad del pensamiento trasciende incluso el discernimiento, y se une con aquello que está más allá del pensamiento.

La nube en forma de mente se desvanece; el aire pierde su propia naturaleza y es absorbido en sí mismo.

Él se sume en un gozo tan indescriptible que la sílaba sagrada (*om*) desciende sobre su cabeza, el lenguaje se repliega ante él.

Así es como alcanza en vida el estado de Brahma, el creador de toda actividad; es en verdad, la forma misma del Sin-forma.

En el transcurso de innumerables vidas pasadas ha disuelto la masa de confusión, y el momento de su nacimiento es el momento final de su matrimonio [con Brahma];

penetrando en la no dualidad llega a unirse con lo Eterno, de igual modo que las nubes se funden con el cielo.

Así que, en vida aún, se une con lo Eterno, el lugar de donde surgió el universo y el lugar en donde será nuevamente absorbido.

Jnaneshvari

El sabio liberado

Aunque inmerso en la actividad mundana, aquel cuya mente, ya sea inactiva o activa, mora en el espacio, se dice que se ha liberado en vida.

Aquel cuyo resplandor mental no surge de la felicidad ni es eclipsado por el sufrimiento, y que permanece sereno ante cualquier situación, se dice que se ha liberado en vida.

Aquel que permanece despierto mientras duerme, desconocedor del sueño, cuyo despertar está libre de deseos, se dice que se ha liberado en vida.

Aquel que, a pesar de actuar según el apego, la aversión, el miedo o sentimientos semejantes, conserva la pura transparencia del espacio interior, se dice que se ha liberado en vida.

Aquel cuyo estado mental no se ve afectado por el ego y cuya mente más elevada permanece impoluta, tanto en la actividad como en la inactividad, se dice que se ha liberado en vida.

Aquel a quien el mundo no teme y que no teme al mundo, que se ha liberado de la alegría, la ira y el miedo, se dice que se ha liberado en vida.

Aquel que, a pesar de estar sumergido en la red de lo mundano, permanece imperturbable y mora únicamente en el Yo en medio de, en apariencia, otras cosas, se dice que se ha liberado en vida.

¡Oh, sabio!, aquel que hallando plenitud en Mí, el Yo de todo, abandona los deseos que nacen de su mente, se dice que se ha liberado en vida.

Aquel cuya serena mente permanece en el supremo santo Estado, la pura Conciencia vacía de pensamientos, se dice que se ha liberado en vida.

Aquel cuya mente está más allá de pensamientos tales como «Yo soy el mundo» o «Esto es Él» y del conjunto de los fenómenos visibles, se dice que se ha liberado en vida.

Varaha-Upanishad

El supremo cisne

Acercándose al Señor Narada preguntó: «¿Cuál es la senda de los yoguis considerados los supremos cisnes (*paramahamsa*), y cuál es su estado?».

El Señor le contestó: «La senda de los supremos cisnes es la más difícil de encontrar en este mundo. Pocos son quienes la consiguen, pero si uno de ellos la alcanza, mora en lo que es eternamente puro; él es, en verdad, el hombre de los Vedas. Así piensan los sabios. La mente de ese gran hombre mora siempre en Mí y, por eso, habito Yo también en él. Renunciando a sus propios hijos, esposa, parientes y amigos, y abandonando su moño, el cordón sacrificial, el estudio, las actividades y el mundo entero, debe tomar un bastón, un taparrabos y alguna otra pieza para proteger su cuerpo y en beneficio del mundo. Pero no es esto lo más importante. Si me preguntaran qué es lo más importante, respondería:

»El supremo cisne no acarrea consigo ningún bastón, moño, cordón sacrificial ni nada para cubrir su cuerpo. No conoce frío ni calor, placer ni dolor, honor ni deshonor. Está más allá de las seis olas [del océano del mundo, conocidas como hambre, sed, dolor, ignorancia, decrepitud y muerte], ya que abandona la censura, el orgullo, los celos, la falsedad, la altivez, la añoranza, el odio, el placer, el dolor, el deseo, la ira, la avaricia, la ignorancia, la euforia, la envidia, el egoísmo y todo lo demás. Percibe su cuerpo como si fuera un cadáver, porque la degradación del cuerpo motiva la duda, la perversidad y el conocimiento erróneo. Distanciándose siempre del mundo y comprendiendo Aquello, penetra en ese mismo estado. "Yo soy esa serena, inmutable, no dual y gozosa Masa de Conciencia. Éste es mi único y supremo Hogar, mi único moño, mi único cordón sacrificial." A través del conocimiento de la unidad entre el yo y el Yo supremo, se desvanece la distinción entre ellos. Es el amanecer [de la auténtica gnosis].»

Paramahamsa-Upanishad

Cómo se conduce
el sabio liberado

Con los niños, debe comportarse como un niño. Respecto a los silenciosos eruditos, debe actuar sin apego, de forma intachable. Aquello llamado «unicidad» es la conclusión, se obtiene mediante el cese de la actividad. Así lo ha dicho Prajapati. Una vez conocida la gran Morada, debe uno vivir al pie de un árbol, cubierto con harapos, sin ayuda alguna, solo, sumido en el éxtasis. Aquel cuya aspiración es el Yo, ha saciado todos los deseos y se siente libre de ellos tras haberlos disuelto... Debe ser semejante a un árbol, que cuando es talado no tiembla ni se se enfurece. Debe ser como un loto, que cuando es cortado no tiembla ni se enfurece. Debe ser como el mismo espacio, que cuando es cortado, no tiembla ni se enfurece. Debe morar en la Verdad, puesto que la Verdad es el Yo.

Subala-Upanishad

El éxtasis con los ojos abiertos

Hemalekha observó que su amado esposo había alcanzado el tan deseado supremo Estado, y decidió no molestarle. Transcurrido un *muhurta* [cuarenta y ocho minutos], despertó del supremo estado. Abrió sus ojos y vio a su amada y cuanto le rodeaba. Pero deseoso de permanecer en aquel estado volvió a cerrar los ojos. Cogiendo con rapidez sus manos, preguntó ella a su amado con bella voz, dulce como la ambrosía: «Dime, ¿qué has encontrado que te hace desear cerrar los ojos y no querer abrirlos? ¿Qué ocurre cuando los cierras? ¿Qué ocurre cuando los abres? Explícamelo, amor mío. Me gustaría que compartieras conmigo tu experiencia».

Conmovido por la intensidad de su esposa, le respondió con pereza o un gran esfuerzo, como si estuviera ebrio de vino o con la torpeza debida a la ociosidad: «Querida, por fin he hallado la absoluta paz. En las cosas exteriores no encuentro ningún reposo, están llenas de sufrimiento. Estoy harto de las actividades, son como un rumiante que no cesa de masticar. El que está cegado por la desgracia y depende del exterior, no conoce el auténtico gozo que surge del interior de uno

206

mismo. He actuado como un mendigo que suplica comida, desconocedor de su propio tesoro, ciego al mar de dicha encerrado en mi interior; he perseguido sin cesar obtener placer de las cosas externas como si fuera lo más extraordinario, a pesar de rebosar sufrimiento y tener la fugacidad del relámpago. Las juzgaba permanentes a fuerza de acostumbrarme. Quien está sujeto al sufrimiento no puede encontrar la paz. Pero la gente, incapaz de distinguir la alegría del dolor, acumula siempre inútilmente un gran sufrimiento. Ya he tenido suficiente de esta conducta que sólo acrecienta la experiencia del sufrimiento. ¡Amada, te lo ruego con las manos unidas, sé bondadosa conmigo! Quiero encontrar de nuevo la paz en el innato gozo del Yo. ¡Oh, cuán desafortunada eres; a pesar de conocer ese Estado abandonas la paz para sumergirte en una inútil actividad que sólo conduce al sufrimiento».

Al recibir esta respuesta, la sabia mujer sonrió y dijo: «Amado mío, eres tú quien no conoce el supremo santo Estado; el sabio de puro corazón que lo experimenta no vuelve a caer en la ignorancia. Este estado está tan lejos de ti como el cielo lo está de la superficie de la Tierra. Lo que tú conoces no es nada. Llegar a ese Estado no depende de mantener los ojos cerrados o abiertos. Ni de hacer o dejar de hacer algo. Ni tampoco se alcanza por ir hacia algún lugar o venir de él. ¿Cómo podría alcanzarse el Todo (*purna*) a través de hacer algo, de ir a algún lugar o de cerrar los ojos? Si sólo estuviera en nuestro interior, ¿cómo podría ser el Todo? En un único rincón existen miríadas y miríadas de universos. ¿Cómo podrías hacerlos desaparecer sólo por el mero hecho de abrir o cerrar un párpado que mide la anchura de un dedo? ¡Oh!, ¿qué puedo decirte de la sorprendente magnitud de tu engaño? Escucha, príncipe, te diré cuál es la verdad esencial. En tanto no hayas cortado el nudo de la ignorancia, no podrás experimentar una auténtica alegría. Existen miríadas de nudos que forman la cuerda de la ignorancia... Libérate de esos nudos y confina la noción de "Yo percibo" en tu corazón. Elimina el apretado nudo de "Yo no soy esto". Contempla al individido, gozoso y espacioso Yo en cualquier lugar. Contempla al mundo entero en el Yo, como si se reflejara en un espejo. No pienses que aparte del Yo haya algo más, el Yo está en todas partes, lo es todo. Percibe la esencial naturaleza de todas las cosas, y permanece en ella a través del innato Yo».

Tras escuchar las palabras de su amada, el brillante Hemacuda se liberó de sus erróneos conceptos y comprendió que el Yo es el Todo, y que está en todas partes. Gradualmente, al unirse con el Todo, lo fue realizando de modo estable, y vivió eternamente con Hemalekha y un séquito de otras doncellas.

Tripura-Rahasya

Los diferentes niveles de gozo

Si una persona tuviera juventud, belleza, cultura, agudeza, estabilidad y fuerza. Si fuera poseedora de toda la riqueza de la Tierra, todo ello constituiría una simple medida de gozo humano. Cien medidas de gozo humano equivalen a un solo gozo de los seres sobrenaturales humanos (*gandharva*), y también al de una persona versada en la sagrada revelación que se ha liberado del deseo.

Cien gozos de los seres sobrenaturales humanos equivalen a un solo gozo de los seres sobrenaturales divinos, y también al de una persona versada en la sagrada revelación, que se ha liberado del deseo.

Cien gozos de los seres sobrenaturales divinos equivalen a un solo gozo de los ancestros en su longevo mundo, y también al de una persona versada en la sagrada revelación, que se ha liberado del deseo.

Cien gozos de los ancestros en su longevo mundo equivalen a un solo gozo de las deidades engendradas a través del nacimiento, y también al de una persona versada en la sagrada revelación, que se ha liberado del deseo.

Cien gozos de las deidades engendradas a través del nacimiento equivalen a un solo gozo de las deidades que han alcanzado dicho estado por medio de su propio esfuerzo, y también al de una persona versada en la sagrada revelación, que se ha liberado del deseo.

Cien gozos de las deidades que han alcanzado este estado a través de su propio esfuerzo, equivalen a un solo gozo de Indra, y también al de una persona versada en la sagrada revelación, que se ha liberado del deseo.

Cien gozos de Indra equivalen a un solo gozo de Brihaspati, y también al de una persona versada en la sagrada revelación, que se ha liberado del deseo.

Cien gozos de Brihaspati equivalen a un solo gozo de Prajapati, y también al de una persona versada en la sagrada revelación, que se ha liberado del deseo.

Aquel que mora en esta persona y, al propio tiempo, en el Sol, es el Único. Quien esto conozca, al abandonar este mundo alcanzará el yo formado de alimento, el yo formado de fuerza vital, el yo formado de mente, el yo formado de conciencia, el Yo formado de

gozo. A ello se refiere también el siguiente verso:
Aquel que conoce el gozo del Absoluto (*Brahman*),
hacia donde la mente y también las palabras retornan,
aun sin alcanzarlo, no temerá nada.

Taittiriya-Upanishad

El gozo más allá del dolor

Mi experiencia es que todo es gozo. Pero el deseo de gozo crea dolor. De ese modo, el gozo se transforma en semilla de dolor. Todo el universo del dolor nace del deseo. Abandona el deseo de placer y no sabrás qué es el dolor.

NISARGADATTA MAHARAJ

Yo soy el alimento

Soy el alimento. Soy el alimento. Soy el alimento.
Soy aquel que consume el alimento. Soy aquel que
   consume el alimento.
Soy aquel que consume el alimento.
Soy el creador del sonido. Soy el creador del sonido.
Soy el creador del sonido.
Soy el primero que nació del Orden Cósmico, anterior
   a las deidades, en el ombligo de la inmortalidad.
Aquel que me ofrece, en realidad se une a Mí.
Yo, el alimento, me nutro del que consume el alimento.
He vencido al mundo entero.
Soy la brillante Luz.
Quien esto conozca, conocerá la secreta enseñanza
   (*upanishad*).

Taittiriya-Upanishad

¡Me ensalzo a Mí mismo!

❦

¡Ah, me ensalzo a Mí mismo! Aunque se destruya
todo el universo, desde Brahma hasta una mata de
hierba, Yo seguiré existiendo.

¡Ah, me ensalzo a Mí mismo! Aunque encarnado, soy
una unidad, no voy a ninguna parte ni procedo de
ningún lugar, sino que impregno el universo entero.

¡Ah, me ensalzo a Mí mismo! Nadie es tan capaz
como Yo de soportar por tanto tiempo el universo sin
tocarlo con el cuerpo.

¡Ah, me ensalzo a Mí mismo! Nada poseo y, sin embargo, tengo cuanto la mente y el habla puedan abarcar.

Ashtavakra-Samhita

La conciencia cósmica

Entonces él me golpeó en el pecho ligeramente, un poco por encima del corazón.

Mi cuerpo se inmovilizó completamente, como si hubiese echado raíces; el aliento salió de mis pulmones como si un pesado imán me lo extrajese. El alma y el cuerpo cortaron inmediatamente sus ligaduras físicas y fluyeron en mi cuerpo cual torrente de luz que emergía por cada uno de mis poros. Mi carne estaba como muerta y, sin embargo, en mi intensa lucidez me di cuenta de que nunca antes había estado tan vivo como en aquel instante. Mi sentido de identidad no estaba ya confinado únicamente a un cuerpo, sino que abarcaba todos los átomos circundantes. La gente de las distantes calles parecía moverse sobre mi propia y distante periferia. Las raíces de las plantas y de los árboles surgían bajo una tenue transparencia del suelo, y podía darme cuenta de la circulación interior de su savia.

Toda la vecindad aparecía desnuda ante mí. Mi visión se había transformado en una vasta y esférica mirada, omniperceptiva.

[...] Todos los objetos dentro del campo de mi visión

temblaban y vibraban como si fueran películas de cine. Mi cuerpo, el de mi Maestro, el patio con sus pilares, los muebles, el suelo, los árboles, la luz del sol, se disolvían en un mar de luz, así como los cristales de azúcar en un vaso de agua se diluyen al ser agitados. Esta unificadora luz se alternaba ante mi visión interna con materializaciones de forma; metamorfosis que revelaban la operación de la ley de causa-y-efecto en la creación.

Un mar de gozo irrumpió en las riberas sin fin de mi alma. Entonces comprendí que el espíritu de Dios es inagotable Felicidad. Su cuerpo es un tejido de luz sin fin. Un sentimiento de gloria creciente brotaba de mí y comenzaba a envolver pueblos y continentes, la Tierra toda, sistemas solares y estelares, las nebulosas tenues y los flotantes universos. Todo el cosmos, saturado de luz como una ciudad vista a lo lejos en la noche, fulgía en la infinitud de mi ser.

PARAMAHAMSA YOGANANDA

Yo soy Él

¡Oh, palabras! ¿Tenéis acaso el poder de describir el extático gozo que arde en mi interior? Estoy bendecido. Estoy, en verdad, beatificado.

Era difícil incluso ver con claridad las manos, los pies, los ojos y oídos del Amado a través del velo o la capa (de Maya). Qué bello es contemplarlo ahora a mi entera satisfacción frente a Mí. Se halla totalmente expuesto ante Mí. ¡Oh, vosotros, carne y huesos de la conciencia del cuerpo!, manteneos alejados de Mí. ¡Oh, separatismo!, desaparece. ¡Oh, diferenciación!, vete. No te interpongas entre nosotros. Yo soy Él y Él es Yo. Estamos totalmente unidos en el Único. ¡Oh, extático gozo! ¿Por qué? ¿Por qué las lágrimas se deslizan por mis mejillas en el momento de mi gozosa unión con el Amado? ¿Son esas lágrimas el ocaso de mi mente-conciencia? Este es el final de los rituales mundanos. Todos los deseos se han disuelto en la nada. Todo dolor, sufrimiento, preocupación... han desaparecido como la oscuridad en la luz. La armada del mal y la virtud ha perecido ahogada en el vasto océano de la Unión con el Amado...

¡Qué bello! He descubierto y realizado que soy el

propio Brahman. El mismo Turiya. El Único, a quien nos dirigimos como tercera persona es, en realidad, la primera persona. La «tercera persona» ha desaparecido. Todas ellas se han fundido en una Sola. Ya no existe ni Yo ni Él. Todo se ha fundido en la Unidad. ¡Om! ¡¡Om!! ¡¡¡Om!!!

SWAMI RAMA TIRTHA

La inmortalidad

Dicen que me estoy muriendo, pero no me voy. ¿Adónde podría ir? Estoy aquí.

RAMANA MAHARSHI

Fuentes

❧

De camino hacia el Divino (p. 21)
Sri Aurobindo, *The Divine Life*, Sri Aurobindo Ashram,
Pondicherry, India, 1977, vol. I., pp. 42-43. Sri Aurobindo ha
sido uno de los más grandes sabios filósofos y yoguis del siglo XX. Su evolutivo yoga integral ha atraído la atención de
gran número de eruditos occidentales y estudiantes de yoga.

El precioso cuerpo humano (pp. 22-24)
Kula-Arnava-Tantra 1.16-27. Traducido por Georg Feuerstein. El *Kula-Arnava-Tantra*, probablemente escrito en el siglo XI o XII, es uno de los tantras hindúes más importantes.

El momento de alcanzar a Dios es ahora (p. 25)
Este pasaje es una adaptación de la versión de A. J. Alston en
The Devotional Poems of Mirabai, Motilal Banarsidass, Delhi, 1980, p. 117. La santa Mirabai (1498?-1546), nacida en
el Rajastán, fue una de las mujeres místicas más excelentes
del movimiento medieval del *bhakti*. Casada con el príncipe
Bhoja, de Rajput, en un momento de gran turbulencia política, tuvo que soportar un gran sufrimiento humano y sobre-
vivió a varios atentados contra su vida, hecho que ella atri-
buyó a la bendita intervención del Divino. Parece ser que,
tras la muerte de su marido, decidió vivir como una asceta

crrante. La frase «amado Señor», en el texto original «Lal Giridhara», significa «el precioso que protegió la montaña (*giri*)», y se refiere a la hazaña sobrehumana de Krisna, el Señor, cuando levantó la montaña Govardhana para salvar a un pueblo lleno de devotos amenazado de extinción a causa de una gran inundación.

EL SIGNIFICADO DE LA VIDA HUMANA (pp. 26-27)
Bhagavata-Purana 7.6.1-9. Traducido por Georg Feuerstein. El *Bhagavata-Purana*, también denominado *Shrimad-Bhagavata*, es la escritura sagrada más importante de los visnuitas, adoradores de Visnú. Se escribió alrededor de los siglos IX o X, e instruye sobre el yoga de la devoción (*bhakti yoga*). El sabio Prahlada, que es quien pronuncia el pasaje citado, es recordado como uno de los más grandes devotos de Visnú de la antigüedad.

EL POTENCIAL DEL CUERPO (pp. 28-29)
Yoga-Vasishtha 4.23.18-24. Traducido por Georg Feuerstein. El *Yoga-Vasishtha*, obra didáctica compuesta de aproximadamente unas treinta mil estrofas, se escribió quizás en el siglo XI. Vasishtha (a veces se escribe Vashishtha) es el nombre de algunos de los grandes adeptos de los primeros tiempos. A menudo se les atribuye obras más tardías, como en este caso.

FORTALECE EL CUERPO PARA PODER LIBERAR LA MENTE (pp. 30-31)
Gheranda-Samhita 1.4-8. Traducido por Georg Feuerstein. Esta escritura, cuyo origen se sitúa a finales del siglo XVII, es

uno de los tres principales manuales de hatha yoga, el «yoga de la fuerza». Este yoga está diseñado para purificar y fortalecer el cuerpo como preludio para el despertar del poder de la serpiente (*kundalini-shakti*), una forma del poder divino, o Diosa.

MICROCOSMOS Y MACROCOSMOS (p. 32)
Shiva-Samhita 2.1-5. Traducido por Georg Feuerstein. Es uno de los tres manuales fundamentales del hatha yoga. Probablemente se escribió a finales del siglo XVII o a principios del XVIII. El autor anónimo del texto atribuye sus pensamientos al propio Siva.

EL TRANSMUTADO CUERPO DEL YOGUI (pp. 33-34)
Yoga-Shikha-Upanishad 1.38-47. Traducido por Georg Feuerstein. Este Upanishad, probablemente escrito alrededor de los siglos XV o XVI, forma parte de los llamados Yoga-Upanishad, y propugna la metafísica no dualista del Vedanta Advaita.

«YO SOY EL CUERPO» ES UNA MENTIRA (pp. 35-36)
Tejo-Bindu-Upanishad 5.89-97. Traducido por Georg Feuerstein. Este Upanishad, que forma parte de los Yoga-Upanishad, enseña el yoga siguiendo la línea del Vedanta no dualista.

CORTA EL ÁRBOL DEL «YO» Y DEL «MÍO» (pp. 37-38)
Markandeya-Purana 30.8-13. Traducido por Georg Feuerstein. Este Purana se considera uno de los textos más antiguos en su género, quizá se remonta a los siglos II o III. Sin embar-

go, algunas de sus enseñanzas son mucho más antiguas, y fueron transmitidas oralmente durante incontables generaciones.

EL MUNDO ES ILUSORIO (pp. 39-40)
Shiva-Samhita I.36-39, 62-63. Traducido por Georg Feuerstein. Acerca del *Shiva-Samhita*, véase la nota «Microcosmos y macrocosmos».

LA RED DE PESCA DEL MUNDO (p. 41)
The Gospel of Sri Ramakrishna, Ramakrishna-Vivekananda Center, Nueva York, 1952, pp. 164-65. Traducido por Swami Nikhilananda. Sri Ramakrishna (1836-1886), el gurú conocido mundialmente como Swami Vivekananda, fue uno de los grandes santos de la India del siglo XIX. Habiendo vivido su primera experiencia espiritual a la edad de seis o siete años, Ramakrishna alcanzó el estado del «éxtasis sin forma» (*nirvikalpa-samadhi*) en un solo día después de haber sido iniciado por un adepto tántrico. Sin embargo, durante el resto de su vida, continuó rindiendo culto al Divino en su aspecto de diosa Kali. El *maya* del Divino, mencionado por Ramakrishna, es el poder creativo por el que se mantiene el mundo ilusorio.

LA SOMBRILLA DE LAS IMPRESIONES MENTALES (p. 42)
Meher Baba, *Life at Its Best*, ed. I. O. Duce, Perennial Library, Nueva York, 1972, pp. 35-36. Esta cita es uno de los mensajes que Meher Baba (1894-1969) ofreció durante su visita a Estados Unidos en 1956. Enseñó la doctrina del amor incondicional (*bhakti*), y fue aclamado como un divino «descenso» (*avatara*) y, según sus propias palabras, «había venido a este mundo no para enseñar, sino para despertar a la gente».

El sufrimiento es omnipresente (pp. 43-44)

Linga-Purana 1.86.33-35, 37-39. Traducido por Georg Feuerstein. Esta escritura forma parte de los dieciocho puranas más importantes y se escribió probablemente entre los siglos VIII y X. Su orientación religiosa es el sivaísmo (centrado en el culto al Divino en forma de Siva).

La verdad sobre la alegría y el dolor (pp. 45-46)

Mahabharata 12.168.18-22, 24-25. Traducido por Georg Feuerstein. Ésta y todas las otras citas del *Mahabharata* proceden de la crucial publicación del texto en sánscrito realizada por V. S. Sukthandar y S. K. Belvalkar. El *Mahabharata*, una de las dos grandes obras épicas sánscritas de la India, contiene numerosos pasajes que presentan enseñanzas yóguicas, entre los que se incluye el célebre *Bhagavad-Gita*. El loco mencionado en el pasaje es feliz no porque experimente una genuina felicidad, sino porque no conoce otra mejor. Son los individuos que se hallan entre el loco y el sabio los que experimentan un auténtico sufrimiento, ya que son conscientes de su infelicidad.

Trascender el deseo (p. 47)

Tiru-Mandiram, 2614-16. Adaptado de la traducción de B. Natarajan en M. Govindan, ed., *Thirumandiram: A Classic of Yoga and Tantra by Siddhar Thirumoolar*, Babaji's Kriya Yoga and Publications, Montreal, 1993, vol. 3, pp. 8-127. El *Tiru-Mandiram* es una bella obra escrita en tamil, creada por el adepto Tirumular, que posiblemente vivió en el siglo II. Se trata de un texto de yoga de gran profundidad, poco conocido en Occidente.

INSTRUCCIONES SOBRE LA FELICIDAD (pp. 48-51)
Jnaneshvari 18.770-78, 785-93, 796-98, 802-06. Traducido
por V. G. Pradhan en H. M. Lambert, ed., *Jnaneshvari (Bha-varthadipika)*, Allen & Unwin, Londres, 1969, vol. 2, pp.
283-85. Este extraordinario comentario sobre el *Bhagavad-Gita*, escrito en un melodioso marati, fue obra del adepto
Jnanadeva (o Jnaneshvara), que nació en 1275 y murió a los
ventiún años al entrar en un profundo estado extático y
abandonar voluntariamente el cuerpo. Todo ello podría in-dicar que escribió el *Jnaneshvari* a una edad extraordinaria-mente temprana.

EL VALOR DEL CONTENTO (pp. 52-53)
Bhagavata-Purana 7.15.17-25. Traducido por Georg Feuers-tein. Acerca del *Bhagavata-Purana*, véase la nota: «El signi-ficado de la vida humana». Los conceptos de *sattva* (lucidez,
bondad), *rajas* (pasión, actividad) y *tamas* (embotamiento,
letargia) son importantes nociones metafísicas de las tradi-ciones del yoga y del Vedanta. Constituyen las tres cualida-des básicas (*guna*) de la naturaleza, que mantienen el mundo
de la existencia cíclica en perpetuo movimiento. Son tanto un
factor cosmológico como psicológico, y el yogui debe apren-der a dominarlas y trascenderlas a través de la meditación
que genera la sabiduría y el desasimiento.

LA CONQUISTA DEL DESEO (p. 54)
Jivanmukti-Viveka, capítulo I: «Pramana-Prakarana». Tra-ducido por Georg Feuerstein. Esta excepcional obra sánscri-ta fue escrita por Vidyaranya Tirtha, maestro en yoga y Ve-danta, que vivió en el siglo XIV.

Los dos cursos de la mente (p. 55)

Yoga-Bhashya 1.12. Traducido por Georg Feuerstein. Éste es el comentario más antiguo escrito en sánscrito sobre los *Yoga-Sutra* de Patáñjali; probablemente se escribió en el siglo v. Contiene gran número de valiosas discusiones sobre el proceso yóguico. El *Yoga-Bhashya* se atribuye al legendario sabio Vyasa, considerado autor también (o editor) de los Puranas, el *Mahabharata,* el *Ramayana* y muchas otras obras.

El cuello de botella de la mente (pp. 56-57)

Adaptado de *In Woods of God-Realization: The Complete Works of Swami Rama Tirtha,* Rama Tirtha Pratisthan, Lucknow, India, 1910; 9.ª ed., 1978, vol. I, pp. 74-75. Swami Rama Tirtha (1873-1906) era un joven profesor de matemáticas muy popular cuando renunció al mundo a principios de 1901. Viajó ampliamente por todo el mundo, visitó Norteamérica en 1904, e impartió en todos los lugares las elevadas enseñanzas del no dualismo. Cuando estaba a punto de abandonar Estados Unidos, los estudiantes que habían acudido a despedirle en el barco le ofrecieron las copias mecanografiadas de sus conferencias en varias cajas de metal. Él les dio las gracias, pero las arrojó con júbilo al océano afirmando que no era un animal de carga y que no estaba dispuesto a acarrearlas durante todo el viaje hasta la India. Dos años más tarde se ahogó mientras se bañaba en el Ganges. Sus conferencias, recogidas por sus discípulos en numerosos países, se publicaron tras su muerte. Se considera que cientos de fértiles e inspiradoras conferencias de Swami Rama Tirtha se han perdido.

EL PODER DEL PENSAMIENTO (p. 58)
Maitri-Upanishad 4.34. Traducido por Georg Feuerstein. El origen de este Upanishad se remonta probablemente a 300-400 a. C.

LA MENTE ES CAUSA DE ESCLAVITUD Y DE LIBERACIÓN (p. 59)
Amrita-Bindu-Upanishad 1-5. Traducido por Georg Feuerstein. Esta escritura, que forma parte de los denominados Yoga-Upanishad, es muy probable que fuera escrita en los primeros siglos de la era cristiana.

EL EGO (p. 60)
Sri Aurobindo, *A Practical Guide to Integral Yoga: Extracts Compiled from the Writings of Sri Aurobindo and The Mother*, Sri Aurobindo Ashram, Pondicherry, India, 1955, p. 134. Sobre Sir Aurobindo, véase la nota «De camino hacia el Divino».

SUPRIME LA NOCIÓN DEL «YO» AL INTERROGARTE A TI MISMO (pp. 61-63)
Adaptado de la obra *The Teachings of Ramana Maharshi*, Arthur Osborne, ed., Samuel Weiser, York Beach, Me., 1996, pp. 117-18. Ramana Maharshi (1879-1950), que alcanzó espontáneamente la iluminación cuando contaba dieciséis años, fue uno de los más grandes sabios del siglo XX. Era una viva demostración de la verdad del *jnana yoga*, corazón de la metafísica vedántica no dualista. Su fama en Occidente se debe principalmente a los elogios de Paul Brunton (1898-1981), que escribió sobre su encuentro con Ramana Maharshi en *A Search in Secret India* (1934).

LOS CINCO OBSTÁCULOS (pp. 64-65)

Yoga-Sutra 2.3-16. Traducido por Georg Feuerstein. Los *Yoga-Sutra* de Patáñjali son el texto raíz del yoga clásico. Se escribieron en el período comprendido entre el 300 a. C. y el 200 d. C., aunque la segunda fecha es la más probable. La teoría de las cinco causas de aflicción (*klesha*) constituye un importante aspecto de la filosofía del yoga de Patáñjali. Estas causas son el motor fundamental de la impenitente personalidad y deben eliminarse mediante el cultivo de la sabiduría y, más específicamente, a través del éxtasis supraconsciente (*asamprajnata-samadhi*).

LA AGITACIÓN MENTAL (pp. 66-68)

Yoga-Vasishtha 3.112.5-19. Traducido por Georg Feuerstein. Sobre esta obra, véase la nota «El potencial del cuerpo». El epíteto Raghava significa «descendiente de Raghu» y se asigna a menudo a Rama, héroe espiritual del *Yoga-Vasishtha*, conocido también como *Yoga-Vasishtha-Maharamayana*.

CONTROLA LA MENTE (p. 69)

Lalla's Vakh, estrofa 30. Traducido por Georg Feuerstein. Las palabras místicas (*vakh*, en sánscrito *vakya*) de Lalla (siglo XIV) están consideradas uno de los magníficos tesoros espirituales de Cachemira. Lalla fue una gran yoguini y una autoridad en el kundalini yoga, el yoga del poder de la serpiente.

AGRADÉCELO A LA MENTE (p. 70)

Swami Muktananda, *Play of Consciousness: Chitshakti Vilas,* Harper & Row, Nueva York, 1978, pág. 245. Swami Muktananda (1908-83), gran maestro del kundalini yoga, inició a miles de occidentales por medio de la transmisión directa (*shakti-pata*).

EL CORCEL DE LA MENTE (p. 71)
Traducido por V. K. Sethi en *Kabir: The Weaver of God's Name*, Radha Soami Satsang Bears, Dera Baba Jaimal Sing, India, 1984, p. 462. Kabir (1440-1518) fue un musulmán que se convirtió al hinduismo gracias a la influencia de Ramananda y también de la yoguini y poetisa Lalla, de Cachemira. El vocablo *sahaj* (en sánscrito, sahaja) se refiere al estado «natural», es decir, al perpetuo estado de realización del Yo.

TRES GRANDES OBSTÁCULOS EN EL CAMINO (pp. 72-74)
Tripura-Rahasya 20.82-93,96,98a. Traducido por Georg Feuerstein. El *Tripura-Rahasya*, texto vedántico inspirado por la escuela tántrica Shri-Vdiya del sur de la India, fue la escritura favorita del sabio Ramana Maharshi, que vivió en el siglo XX. La diosa que pronuncia las palabras citadas, llenas de sabiduría, no es otra que Tripura, un aspecto de Devi.

LA FALTA DE DECISIÓN (pp. 75-77)
Yoga-Vasishtha 6.1.88. 1-14; 16. Traducido por Georg Feuerstein. Sobre el *Yoga-Vasishta*, véase la nota «El potencial del cuerpo».

LA METÁFORA DEL CARRO (p. 78)
Katha-Upanishad 1.3.3-8. Traducido por Georg Feuerstein. El *Katha-Upanishad*, perteneciente quizás a los siglos VI o VI a. C., es el primer Upanishad que define el yoga y contiene numerosas e importantes enseñanzas yóguicas.

La naturaleza del conocimiento (p. 79)

Bhagavad-Gita 13.7-11. Traducido por Georg Feuerstein. El *Bhagavad-Gita*, un segmento del *Mahabharata*, se cree que se escribió hacia el 500 a. C. Se trata de una escritura yóguica completamente desarrollada y pertenece a la comunidad de los adoradores de Visnú, en concreto a los adoradores de la encarnación (*avatara*) de Visnú, Krisna. La frase «El yoga de la unicidad» (*ananya-yoga*) se define en el comentario de Shankara como el «éxtasis de la no separación» (*aprithak-samadhi*), es decir, se refiere a la meditativa unión con el Ser divino, en este caso Krisna, el Señor.

El conocimiento del Yo (p. 80)

Adaptado de *Talks with Sri Ramana Maharshi,* y publicado anónimamente, 1955; 2.ª ed.: Sri Ramanasramam, Tiruvanna-malai, India, 1994, p. 53. Sobre Ramana Maharshi, véase la nota «Suprime la noción del "yo" al interrogarte a ti mismo».

El yoga y la sabiduría (p. 81)

Trishikhi-Brahmana-Upanishad 2.19b-22. Traducido por Georg Feuerstein. Se trata de un Upanishad más tardío, y presupone el completo desarrollo del hatha yoga. El texto sánscrito de esta escritura, como muchos otros textos de hatha yoga, es defectuoso, a pesar de que el significado de cada estrofa es claro.

La futilidad del aprendizaje intelectual (pp. 82-83)

Kula-Arnava-Tantra 1.88-98. Traducido por Georg Feuerstein. Sobre el *Kula-Arnava-Tantra*, véase la nota «El precioso cuerpo humano».

El CONOCIMIENTO DE LOS LIBROS FRENTE AL CONOCIMIEN-
TO DEL YO (p. 84)

Jivanmukti-Viveka 2. Traducido por Georg Feuerstein. Sobre el *Jivanmukti-Viveka*, véase la nota «La conquista del deseo». Mahadeva no es otro que Siva, la deidad de los yoguis
por excelencia.

LA DISCIPLINA ES NECESARIA (pp. 85-86)

Traducido por Swami Nikhilananda, *The Gospel of Sri Ramakrishna*, Ramakrishna-Vivekananda Center, Nueva York,
1952, p. 363. Sobre Sri Ramakrishna, véase la nota «La red de
pesca del mundo».

ENCUENTRA TIEMPO PARA DIOS (p. 87)

Complete Works of Ram Chandra, Sri Ram Chandra Mission, Molena, Ga., 1991, vol. 2, p. 24. Ram Chandra (1899-
1983) fue el fundador de *Shri Ram Chandra Mission*, ubica-
da en Shahjahnpur, en el estado indio de Uttar Pradesh.
Enseñó Sahaj Marg (en sánscrito, *sahaja-marga*), la senda de
la espontaneidad o naturalidad, que consiste en recordar
constantemente al gurú como el Divino.

LA PRÁCTICA CONDUCE A LA PERFECCIÓN (pp. 88-89)

Yoga-Vasihtha 3.22.23-31. Traducido por Georg Feuerstein.
Sobre el Yoga-Vasihtha, véase la nota «El potencial del cuerpo». Aquí la diosa es Sarasvati, deidad del aprendizaje y de la
cultura.

LA DISCIPLINA DIARIA (pp. 90-91)

Jivanmukti-Viveka 3. Traducido por Georg Feuerstein. Sobre el *Jivanmukti-Viveka*, véase la nota «La conquista del deseo».

EL ASCETISMO LO ES TODO (p. 92)

Mahabharata 12.210.15-17. Traducido por Georg Feuerstein. Sobre el *Mahabharata*, véase la nota «La verdad sobre la alegría y el dolor». *Tapas* significa tanto «ascetismo» como «el poder del ascetismo», el enorme caudal de energía que produce la práctica de la austeridad. Los sabios hindúes consideran la labor del dios creador, Prajapati, como una especie de primordial ascetismo, que los yoguis emulan no para crear, sino para disolver su propio microcosmos.

EL ÉXITO EN EL YOGA (p. 93)

Shiva-Samhita 3.16 y sig. Traducido por Georg Feuerstein. Sobre el *Shiva-Samhita*, véase la nota «El mundo es ilusorio».

EL AUTÉNTICO GURÚ (p. 94)

Adaptado de la traducción de W. G. Orr, *A Sixteenth Century Indian Mystic*, Lutterworth Press, Londres y Redhill, 1947, p. 87 (*Gurudeva* 107-11). Dadu (1544-1603), contemporáneo del emperador musulmán Akbar el Grande, fue iniciado por un asceta errante a la edad de once años, hecho que le llevó a renunciar al mundo varios años más tarde. Sus *Bani* (palabras), escritas en hindi, constituyen unos poéticos y bellos himnos que ensalzan la senda espiritual de la devoción (*bhakti*). Las creencias e ideas de Dadu recibieron el influjo tanto del hinduismo como del islam (sufismo). El auténtico maestro o *sad-guru* (de *sat*, «auténtico, real»), como es lógico, es un tema frecuente en la literatura espiritual de la India.

CARACTERÍSTICAS DEL EXCELSO MAESTRO (pp. 95-98)
Kula-Arnava-Tantra 13.67-68, 70-71, 88, 90-91, 104-16, 121-23. Traducido por Georg Feuerstein. Sobre el *Kula-Arnava-Tantra*, véase la nota «El precioso cuerpo humano». La frase sánscrita *kula-nayika*, traducida libremente como «noble señora», se refiere a la divina esposa de Siva, heroína de la «familia» o «comunidad» tántrica (*kula*). El vocablo *pashu*, literalmente «bestia», se refiere al individuo vulgar y corriente que desconoce la senda de la liberación y se encuentra perdido en la jungla de la existencia convencional porque permanece preso en las «cadenas» (*pasha*) de las emociones aflictivas y de los criterios erróneos.

TRES CLASES DE MAESTROS (p. 99)
Brahma-Vidya-Upanishad 51b-52. Traducido por Georg Feuerstein. Este texto forma parte de los *Yoga-Upanishad*, que pertenecen al medievo. El término sánscrito *sthana* se refiere a la Realidad suprema, el Yo.

CARACTERÍSTICAS DE UN DISCÍPULO (pp. 100-101)
Kula-Arnava-Tantra 13.23-31a. Traducido por Georg Feuerstein. Sobre el *Kula-Arnava-Tantra*, véase la nota «El precioso cuerpo humano». La frase *kuleshani* (de *kula* y *ishani*), traducida como «noble señora», significa literalmente «la cabeza de familia»; la familia se refiere al grupo tántrico de los Kaulas, que crearon el *Kula-Arnava-Tantra*. El término *astika*, traducido como «honrar la tradición» se refiere a la fe de una persona, según la revelación védica. Esta fe o afirmación se conoce como *astikya* («lo que es»).

LAS CUATRO CLASES DE PRACTICANTES DE YOGA (pp. 102-103)
Shiva-Samhita 5.17-30. Traducido por Georg Feuerstein.
Sobre el *Shiva-Samhita*, véase la nota «Microcosmos y macrocosmos». En sánscrito, las cuatro clases de practicantes
son: *mridu-sadhaka* (el practicante mediocre), *madhyama-
sadhaka* (el practicante medio), *adhimatra-sadhaka* (el practicante especial) y *adhimatratama-sadhaka* (el practicante
muy especial). El *laya yoga* es la senda de la meditativa absorción en el Divino, precedida de la progresiva disolución
de los elementos de la mente.

LA INICIACIÓN ES NECESARIA (p. 104)
Mantra-Yoga-Samhita 5. Traducido por Georg Feuerstein.
Este texto es una escritura tántrica tardía que presenta, como
su título indica, la disciplina del *mantra yoga* según el Vedanta. Las palabras sagradas (*mantra*) pertenecen esencialmente tanto a la revelación védica como a la tántrica. La iniciación es crucial en cualquier forma de yoga.

DIFERENTES CLASES DE INICIACIÓN (pp. 105-106)
Kula-Arnava-Tantra 14.3-4, 18, 35-39. Traducido por Georg
Feuerstein. Sobre el *Kula-Arnava-Tantra*, véase la nota «El precioso cuerpo humano». La iniciación puede ser externa o interna. La forma más común de iniciación externa se realiza por
medio del ritual. La iniciación interna implica un proceso de
penetración (*vedha*) por el que el gurú entra en el discípulo, du-
plicando su propia realización. La iniciación a través del alfabeto consiste en el proceso meditativo de proyectar las letras
del alfabeto sánscrito en el cuerpo del discípulo y a continuación disolverlas en orden opuesto hasta que el discípulo expe-

rimente directamente el estado de la iluminación. La iniciación
a través de la emanación (*kala*) es un proceso esotérico similar
que se inicia en la planta de los pies y finaliza en la coronilla.
De nuevo, la disolución de los niveles de *kala* crea en el discípulo un estado de conciencia más elevado. En la iniciación a
través del contacto, el maestro desencadena el mismo proceso
tocando simplemente al discípulo, como Sri Ramakrishna hizo
con Swami Vivekananda. En la iniciación por medio del habla,
el gurú simplemente pronuncia un mantra o una orden. En la
iniciación a través de la mirada, el proceso iniciatorio se desencadena a través de la mirada del maestro. Se conoce también
como *shambhavi-diksha*. En algunos casos, al gurú le basta
simplemente con desear la iluminación del discípulo men-
talmente.

LAS BUENAS COMPAÑÍAS (p. 107)
Tiru-Mandiram 543. Adaptado de la traducción de B. Natarajan en M. Govindan, ed. *Thirumandiram: A Classic of Yoga
and Tantra by Siddhar Thirumoolar,* Babaji's Kriya Yoga
and Publications, Montreal, 1993, vol. 1, p. 2-49. Sobre el
Tiru-Mandiram, véase la nota «Trascender el deseo». *Sat-
sanga,* las «buenas compañías», tienen mucha importancia
en la mayoría de escuelas yóguicas. Según el *Yoga-Vasishta*
(2.16.1-2), incrementa la comprensión y disuelve la ignorancia y el sufrimiento.

LA COMPAÑÍA DE PERSONAS SANTAS (pp. 108-109)
Yoga-Vasishtha 2.16.1-9. Traducido por Georg Feuerstein.
Sobre el *Yoga-Vasishtha,* véase la nota «El potencial del cuer-
po». La frase «La compañía de personas santas» corresponde

al sánscrito *sadu-sangama* o *sadu-samgati* en el citado pasaje. Un *sadhu* es una persona «buena» o «virtuosa», cuya serena presencia es de gran ayuda para aquellos que establecen contacto con él.

EL CAMINO HACIA LA LIBERACIÓN (pp. 110-112)
Mahabharata 12.266.4-16. Traducido por Georg Feuerstein. Sobre el *Mahabharata*, véase la nota «La verdad sobre la alegría y el dolor».

EL DESEO DE ALCANZAR LA LIBERACIÓN (p. 113)
Tripura-Rahasya 20.78-79. Traducido por Georg Feuerstein. Sobre el *Tripura-Rahasya*, véase la nota «Tres grandes obstáculos en el camino». La intención consciente (*tatparyatva*) de llevar a cabo un propósito es necesaria para cualquier clase de éxito, pero en especial para la satisfactoria finalización de la disciplina espiritual. La liberación es la realización de nuestro ser esencial, el Yo (*atman*).

CONSIDÉRATE INMORTAL (p. 114)
The Complete Works of Swami Vivekananda, 13.ª ed., Advaita Ashrama, Calcuta, 1984, vol. 3, p. 130. Swami Vivekananda (1863-1902), el discípulo más conocido de Sri Ramakrishna, fue uno de los principales divulgadores del yoga y del Vedanta en Occidente a finales del siglo XIX.

EL RUISEÑOR ENJAULADO (pp. 115-116)
Traducido en A. J. Alston, *Yoga and the Surpeme Bliss: Songs of Enligthenment by Swami Rama Tirtha*, Alston, Londres, 1982, pp. 61-62. Sobre Swami Rama Tirtha, véase la nota «El cuello de botella de la mente».

EL TESORO INTERIOR (pp. 117-118)
Traducido por V. K. Sethi en *Kabir: The Weaver of God's Name*, Radha Soami Satsang Bears, Dera Baba Jaimal, India, 1984, pp. 271-72. Sobre Kabir, véase la nota «El corcel de la mente».

EL YOGA Y LA VIDA DIVINA (p. 119)
Sri Aurobindo, *A Practical Guide to Integral Yoga*, Sri Aurobindo Ashram, Pondicherry, India, 1976, pp. 67-68. Sobre Sri Aurobindo, véase la nota «De camino hacia el Divino».

LA BASE DE LA FE (p. 120)
Yoga-Bhashya 1.20. Traducido por Georg Feuerstein. Sobre el *Yoga-Bhashya*, véase la nota «Los dos cursos de la mente». Aquí se establece una importante diferencia entre la fe (*shraddha*) y el mero hecho de creer. El segundo es una simple opinión, que puede ser reemplazada por cualquier otra.

EL SUPREMO VALOR DE LA FE (p. 121)
Bhagavad-Gita 17.1-4. Traducido por Georg Feuerstein. Sobre el *Bhagavad-Gita*, véase la nota «La naturaleza del conocimiento». Toda manifestación, ya sea física o mental, se interpreta como una interacción de las tres cualidades básicas (*guna*) de la naturaleza (*prakriti*), denominadas *sattva*, *rajas* y *tamas*, las cuales representan, respectivamente, los principios de lucidez, dinamismo e inercia.

LAS OCHO RAMAS DEL YOGA (pp. 122-123)
Yoga-Sutra 2.28-29 y *Yoga-Bhasya* 2.28-29 (un pasaje). Traducido por Georg Feuerstein. Sobre el *Yoga-Sutra*, véase la

nota «Los cinco obstáculos». Sobre el *Yoga-Bhasya*, véase la nota «Los dos cursos de la mente». Las *gunas*, las tres cualidades básicas de la naturaleza, son radicalmente diferentes del Yo trascendental o Conciencia. La visión del discernimiento separa a través de la experiencia esas dos categorías básicas de la existencia, y ello conduce a la desunión de la Conciencia con el proceso de la naturaleza y, por lo tanto, a la liberación. Las ocho ramas en sánscrito son: *yama, niyama, asana, pranayama, pratyahara, dharana, dhyana* y *samadhi.*

EL ÓCTUPLE SENDERO (p. 124)
Trishiki-Brahmana-Upanishad 2.28b-32a. Traducido por Georg Feuerstein. Este Upanishad forma parte de los *Yoga-Upanishad* de la época medieval. Traza la senda yóguica en oposición a la posición filosófica del Vedanta no dualista. Este texto ofrece una original interpretación del Óctuple Sendero del Yoga, y complementa de forma definitiva la que Patáñjali ofrece en sus *Yoga-Sutra* (2.29 y sig.).

EL CAMINO MEDIO (p. 125)
Tiru-Mandiram 320, 322. Adaptado de la traducción de B. Nataranjan. M. Govindan, ed., en *Thirumandiram: A Classic of Yoga and Tantra by Siddhar Thirumoolar*, Babaji's Kriya Yoga and Publications, Montreal, 1993, vol. 1, pp. 1-35. Sobre el *Tiru-Mandiram* véase la nota «Trascender el deseo». El camino medio no es otro que el canal central (*sushumna-nadi*), el conducto por el que fluye, cuando se activa, el poder de la serpiente (*kundalini-shakti*).

EL CAMINO ES DIFÍCIL (p. 126)

Mahabharata 12.289.50-52. Traducido por Georg Feuerstein. Sobre el *Mahabharata*, véase la nota «La verdad sobre la alegría y el dolor». El camino de los bramanes que poseen el conocimiento no es otro que la senda de la liberación. Bharatarshabha es un epíteto de Yudisthira, hermano de Arjuna.

LA ESPONTANEIDAD (p. 127)

Traducido por Deben Bhattacharya en *Songs of the Bards of Bengal,* Grove Press, Nueva York, 1969, pp. 73-74. Jadubindu, que posiblemente vivió entre los siglos XVIII y XIX, fue un *baul* errante que compuso numerosos cánticos, todos ellos muy conocidos y cantados todavía en la actualidad por los campesinos de Bengala. Jadubindu reconoció la senda de la espontaneidad (*sahaja-marga*). Los *bauls* (del sánscrito *vatula*, que significa «inconsciente» o «loco») son renunciantes sin hogar que viajan, solos o en grupo, por los pueblos de Bengala cantando, bailando y tocando sus sencillos instrumentos musicales, al tiempo que alaban al Divino y el ideal del amor (*bhakti*).

LA LIBERTAD EN LA ACCIÓN (pp. 128-130)

Bhagavad-Gita 3.4-9, 19-24; 18.56-57. Traducido por Georg Feuerstein. Sobre el *Bhagavad-Gita*, véase la nota «La naturaleza del conocimiento». *Buddhi-yoga* significa literalmente «disciplina unitiva de la mente más elevada». *Buddhi* es el asiento de la sabiduría. Recurriendo a él, el yogui gana control sobre su personalidad más inferior, y ello permite que en su vida interior y exterior se manifieste cada vez más el principio de lucidez (*sattva*), con lo cual se aproxima cada vez más al Yo.

En íntima comunión con la naturaleza (p. 131)
Swami Sivananda, *Divine Bliss*, Divine Life Society, Sivanandanagar, India, 1964, p. 295. Swami Sivananda (1887-1963) fue uno de los grandes maestros modernos del yoga. Tras una exitosa carrera como médico, renunció al mundo en 1923 y fundó su propia ermita en 1932. Cuatro años más tarde estableció su ahora famosa *Divine Life Society*. Tuvo numerosos discípulos, entre los que cabe destacar a Swami Sivanda Radha (una yoguini de nacionalidad alemana), Swami Satyananda y Swami Vishnudevananda.

Encauza las emociones (p. 132)
Swami Sivananda Radha, *Mantras: Words of Power*, Timeless Books, Porthill, Idaho, 1980, p. 23. Swami Sivananda Radha (1911-95), alemana de origen, fue discípula del famoso Swami Sivananda de Rishikesh. Contribuyó significativamente a la traducción de conceptos yóguicos tradicionales al moderno lenguaje psicológico y demostró que en la actualidad los occidentales podían no sólo comprender, sino también seguir el antiguo camino del yoga.

Las emociones primarias (pp. 133-134)
Shiva-Purana, Uma-Samhita 23.20-24, 28. Adaptado de la traducción en «A Board of Scholars», *Ancient Indian Tradition and Mythology*, vol. 3, Motilal Banarsidass, Delhi, 1969, p. 1547. El *Shiva-Purana* forma parte de los Puranas más importantes, y su contenido es realmente enciclopédico. Posiblemente se escribió poco antes, o alrededor, del siglo X.

VENCER LA DEPRESIÓN (pp. 135-136)
Spanda-Karika 3.8 y *Spanda-Nirnaya* 3.8 (un pasaje). Traducido por Georg Feuerstein. El *Spanda-Karika* se atribuye a Vasugupta (el autor del *Shiva-Sutra*) o a su discípulo Kallata (ambos del siglo IX). El *Spanda-Nirnaya* es un docto comentario realizado por Kshemaraja (a finales del siglo X o principios del XI).

ABANDONA EL ORGULLO (p. 137)
Traducido por V. K. *Sethi in Kabir: The Weaver of God's Name*, Radha Soami Satsang Beas, Dera Baba Jaimal Sing, India, 1984, p. 596. Sobre Kabir, véase la nota «El corcel de la mente».

LA HUMILDAD (p. 138)
Adaptado de la traducción de Sardar Sewa Singh en *Sar Bachan*, 7.ª ed., Radha Soami Satsang Beas, Dera Baba Jaimal Singh, India, 1978, p. 99 (sentencia n. 111). El *Sar Bachan* consiste en las enseñanzas de Swami Maharaj (1818-1878), nacido en Seth Shiv Dayal Singh. Fue el fundador de la secta Radha Swami y empezó a enseñar en 1861, después de pasar diecisiete años meditando en la oscuridad de una habitación. La senda por él elegida era una forma de *nada yoga*, o yoga del sonido interior.

LA NO-VIOLENCIA (p. 139)
Adaptado de R. K. Prabhu and U. R. Rao, eds., *The Mind of Mahatma Gandhi*, Navajivan Publishing House, Ahmedabad, 1967, p. 147. Se publicó por primera vez en el periódico semanal *Harijan*, el 9 de junio de 1946, pp. 172-174. Mo-

handas Karamchand («Mahatma») Gandhi (1869-1948) encarnaba el ideal de la acción que se trasciende a sí misma, el corazón del *karma yoga*. Abogado de profesión, se opuso al gobierno inglés en la India empleando medios no violentos y la resistencia pasiva, todo lo cual jugó un papel decisivo a la hora de alcanzar la independencia política de la India.

LOS DEBERES DE LA VIDA ESPIRITUAL (pp. 140-141)
Bhagavata-Purana 7.11.8-12. Traducido por Georg Feuerstein. Sobre el *Bhagavata-Purana,* véase la nota «El significado de la vida humana». La práctica de considerar a los demás como a uno mismo (o el propio Yo) o como la divinidad se cuenta como dos virtudes distintas.

LA VIDA ES UNA PRUEBA (p. 142)
Citado en M. U. Hatengdi, *Nityananda: The Divine Presence,* Rudra Press, Cambridge, Mass., 1984, pp. 151-52. Bhagawan Nityananda (1896?-1961), hijo de progenitores desconocidos, alcanzó la realización del Yo a edad muy temprana, y de los doce años a los dieciséis vagó por el Himalaya. En Occidente se hizo famoso gracias a Swami Muktananda.

LA TRANSFORMACIÓN INTERIOR (p. 143)
Editor anónimo, *Talks with Swami Vivekananda,* reimpresión, Advaita Ashrama, Calcuta, 1979, pp. 496-97. Sobre Swami Vivekananda, véase la nota «Considérate inmortal».

LOS SERES MADUROS E INMADUROS (p. 144)
Yoga-Shikha-Upanishad 1.25-26. Traducido por Georg Feuerstein. Sobre este Upanishad, véase la nota «El transmutado cuerpo del yogui»

EL CONTROL DE LOS IMPULSOS (p. 145)

Mahabharata 12.288.14-16. Traducido por Georg Feuerstein. Sobre el *Mahabharata*, véase la nota «La verdad sobre la alegría y el dolor». El *hamsa* («cisne») es una manifestación del dios Prajapati, que asumió la forma de un dorado cisne para errar a través del cosmos. Un *hamsa* es también una particular clase de renunciante, cuyo hogar es el mundo entero.

EL SILENCIO (pp. 146-147)

Yoga-Vasishtha 6.1.68.3-9. Traducido por Georg Feuerstein. Sobre el *Yoga-Vasishta*, véase la nota «El potencial del cuerpo». En sánscrito, las cinco clases de silencio son: *van-mauna* (el silencio del habla), *aksha-mauna* (el silencio del ojo), *kashtha-mauna* (el riguroso silencio), *saushupta-mauna* (el silencio del sueño) y *mano-mauna* (el silencio de la mente). El mencionado en último lugar implica la completa quietud de la mente, pero la mente únicamente puede trascenderse a la perfección en el estado de la liberación en vida (*jivan-mukti*). Este estado corresponde al estado del sueño profundo (*sushupti*); en él se alcanza la Conciencia suprema, el profundo silencio del Yo trascendental.

LA VERACIDAD (pp. 148-149)

Tiru-Mandiram 2600-04. Adaptado de la traducción de B. Natarajan en M. Govindan, ed., *Thirumandiram: A Classic of Yoga and Tantra by Siddhar Tirumoolar*, Babaji's Kriya Yoga and Publications, Montreal, 1993, vol. 3, pp. 8-123 y 8-124. Sobre el *Tiru-Mandiram*, véase la nota «Trascender el deseo».

LA NATURALEZA DE LA VERDAD (p. 150)
Mahanirvana-Tantra 4.75-77. Traducido por Georg Feuerstein. El *Mahanirvana-Tantra* es una importante escritura tántrica cuyo origen se sitúa entre los siglos XI y XVI. La afirmación de algunos especialistas de que fue escrita en el siglo XIX no ha sido corroborada.

TRES CLASES DE OFRENDAS (p. 151)
Bhagavad-Gita 17.20-22. Traducido por Georg Feuerstein. Sobre el *Bhagavad-Gita*, véase la nota «La naturaleza del conocimiento». *Sattva, rajas* y *tamas* son las tres clases de energía básica de la naturaleza (*prakriti*), y representan respectivamente los principios de lucidez, dinamismo e inercia. La tarea del yoga consiste en incrementar el *sattva*.

LA SOLEDAD (p. 152)
Jivanmukti-Viveka I. Traducido por Georg Feuerstein. Sobre el *Jivanmukti-Viveka*, véase la nota «La conquista del deseo».

SIRVE SIEMPRE A LOS DEMÁS (p. 153)
Swami Sivananda, *Bliss Divine,* Divine Life Society, Sivanandanagar, India, 1964, pp. 293-94. Sobre Swami Sivananda, veáse la nota «En íntima comunión con la naturaleza».

RINDE CULTO CON TU CUERPO (p. 154)
Adaptado de la traducción en W. G. Orr, *A Sixteenth Century Indian Mystic,* Lutterworth Press, Londres y Redhill, 1947, p. 99 (*Parcha* 230). Sobre Dadu, véase la nota «El Auténtico Gurú».

La auténtica veneración (p. 155)
Mahanirvana-Tantra 3.78. Traducido por Georg Feuerstein.
Sobre el *Mahanirvana-Tantra,* véase la nota «La naturaleza
de la Verdad».

El poder liberador de la devoción (pp. 156-157)
Bhagavad-Gita 12.2-8, 14; 18.57-58, 66. Traducido por
Georg Feuerstein. Sobre el *Bhagavad-Gita,* veáse la nota «La
naturaleza del conocimiento».

La senda de la devoción (p. 158)
Bhakti-Sutra 5.67-72. Traducido por Georg Feuerstein.
El *Bhakti-Sutra* de Narada es producto del poderoso movimiento devocional de la India medieval. A diferencia del
Bhakti-Sutra de mayor erudición de Shandilya (600-900)
que lo precedió, esta obra capta el espíritu práctico del movimiento.

Loca de amor (p. 159)
Adaptado de A. J. Aston, *The Devotional Poems of Mirabai,*
Motilal Banarsidass, Jawahar Nagar, India, 1980, pp. 62-63
(poemas 70-71). Sobre Mirabai, véase la nota «El momento
de alcanzar a Dios es ahora».

El amor es el yo (p. 160)
Adaptado de *Talks with Sri Ramana Maharshi,* editado anó-
nimamente, 9.ª ed., Sri Ramanasramam, Tiruvannamalai,
India, 1994, p. 433. Sobre Ramana Maharshi, véase la nota
«Suprime la noción del "yo" al interrogarte a ti mismo».

El yoga de las lágrimas (p. 161)

Traducido por Swami Nikhilananda, *The Gospel of Sri Ramakrishna*, Ramakrishna-Vivekananda Center, Nueva York, 1952, p. 182. Sobre Sri Ramakrishna, véase la nota «La red de pesca del mundo».

El camino hacia el cielo va a través del infierno (p. 162)

The Complete Works of Swami Vivekananda, 12.ª ed., Advaita Ashrama, Calcuta, 1985, vol. 5, p. 252. Sobre Swami Vivekananda, véase la nota «Considérate inmortal».

Cómo vencer los defectos (p. 163)

Manu-Smriti 6.72. Traducido por Georg Feuerstein. El *Manu-Smriti* es una obra antigua atribuida al legislador Manu. En su forma presente, esta escritura pertenece a los inicios de la era cristiana, aunque parte de su contenido tiene mayor antigüedad. En varios pasajes trata sobre el yoga. Las cualidades «innobles» (*anishvara*) que se mencionan son impropias de un yogui porque indican falta de autocontrol.

El verdadero ayuno (p. 164)

Adaptado de *Talks with Sri Ramana Maharshi,* editado anónimamente, 1955; Sri Ramanasramam, Tiruvannamalai, India, 1994, p. 144. Sobre Ramana Maharshi, véase la nota «Suprime la noción del "yo" al interrogarte a ti mismo».

La mejor postura (p. 165)

Adaptado de *Talks with Sri Ramana Maharshi,* editado anónimamente, 1955; Sri Ramanasramam, Tiruvannamalai, India, 1994, p. 519. El vocablo *nididhyasana* no significa «concentración en un único punto» sino «meditación», pero la concentración en un único punto conduce al éxito en la meditación.

LA FUERZA VITAL (p. 166)

Shiva-Svarodaya 219. Traducido por Georg Feuerstein. Se trata de un texto sánscrito moderno que explica los fundamentos del *svara-yoga,* el yoga de la respiración (*svara*), e incluye un importante elemento adivinatorio. La fuerza vital, que se manifiesta en la respiración, es de vital importancia para los yoguis, ya que les suministra la base energética para su tarea de transformación interior.

EL CONTROL DE LA RESPIRACIÓN (pp. 167-168)

Yoga-Vasishtha 5.13.83-92. Traducido por Georg Feuerstein. Sobre el *Yoga-Vasishtha,* véase la nota «El potencial del cuerpo». *Spanda,* o «vibración», es el concepto más importante del *Yoga-Vasishtha,* y uno de los más intrigantes para los lectores familiarizados con la cosmología moderna y la física cuántica. La frase «la argumentación filosófica» (*karana-abhyasa*) puede también interpretarse como la investigación filosófica de las causas (*karana*) de las cosas, o como una práctica yóguica relacionada con los órganos sensoriales (también llamados *karana*).

EL CONTROL DE LOS SENTIDOS (p. 169)

Yoga-Shastra 188-193. Traducido por Georg Feuerstein. Se trata de una obra sánscrita medieval atribuida al sabio Dattatreya. Se centra en ciertos cierres (*bandha*), sellos (*mudra*) y prácticas de meditación del hatha yoga.

LA RECITACIÓN, EL MEDIO MÁS SUBLIME (p. 170)
Kula-Arnava-Tantra 15.3-6. Traducido por Georg Feuerstein. Sobre el *Kula-Arnava-Tantra,* véase la nota «El precioso cuerpo humano». La recitación o repetición de mantras ha sido un aspecto muy importante del yoga desde tiempos védicos y alcanzó una especial importancia en el tantrismo.

RECITAR LOS MANTRAS CON ÉXITO (p. 171)
The Spiritual Teaching of Ramana Maharshi, Boston y Londres, 1988, p. 56. Sobre Ramana Maharshi, véase la nota «Suprime la noción del "yo" al interrogarte a ti mismo».

EL AGRADABLE SONIDO INTERIOR (p. 172)
Nada-Upanishad 42-46a. Traducido por Georg Feuerstein. Forma parte de los *Yoga-Upanishad.* La práctica de cultivar el sonido interior (*nada-upasana*) ha sido una característica importante del hatha yoga desde sus inicios.

LA CONCENTRACIÓN (pp. 173-175)
Sri Aurobindo, *The Synthesis of Yoga,* 4a ed., Sri Aurobindo Ashram, Pondicherry, India, 1970, pp. 308-09. Sobre Sri Aurobindo, véase la nota «De camino hacia el Divino».

SÉ EL OBSERVADOR (pp. 176-177)
Maurice Frydman, trad., *I Am That: Conversations with Sri Nisargadatta Maharaj,* Chetana, Bombay, 1976, vol. 2, pp. 145-46. Nisargadata (1897-1981) fue un comerciante *bidi* que renunció al mundo en 1937, pero más tarde, interrumpiendo su peregrinaje por el Himalaya, volvió a Bombay y a su profesión para vivir el resto de su vida en la mayor senci-

llez. Su sabiduría no tardó en atraer a gente procedente de los más diversos lugares. Igual que Ramana Maharshi, fue un vivo ejemplo de la verdad del no dualismo (*advaita*), en la que se funda la senda de la sabiduría (*jnana-yoga*).

LA TAREA MÁS EXCELSA (p. 156)
Brihad-Aranyaka-Upanishad 1.4.15. Traducido por Georg Feuerstein. Este Upanishad está considerado como el más antiguo de este género (algunos especialistas lo datan en 1800 a. C.). El significado de su afirmación mística es que siendo nosotros los creadores del universo en que vivimos, nuestra labor es infinita. A causa del paralelismo entre el microcosmos (el ser humano) y el macrocosmos (el universo), podemos observarnos como un reflejo del vasto mundo y contemplar este gran misterio.

TRANSFORMA EL MUNDO MEDIANTE LA MEDITACIÓN (p. 179)
Swami Muktananda, *Play of Consciousness: Chitshakti Vilas,* Harper & Row, San Francisco, 1978, p. 14. Sobre Swami Muktananda, véase la nota «Agradécelo a la mente».

LOS OBSTÁCULOS DE LA MEDITACIÓN (pp. 180-181)
Yoga-Sutra 1.30-31 y *Yoga-Bhashya* 1.30-31. Traducido por Georg Feuerstein. Sobre el *Yoga-Sutra*, véase la nota «Los cinco obstáculos». Sobre el *Yoga-Bhashya,* véase la nota «Los dos cursos de la mente». La palabra *samadhi*, traducida como «éxtasis», se refiere también aquí a la concentración yóguica en general. En un profundo estado extático, la respiración, de tan imperceptible, puede dar la impresión de haber cesado. Desde este punto de vista, la respiración de la

gente corriente aparece como un defectuoso mecanismo que interrumpe el estable flujo de la conciencia. La estrecha relación entre mente y respiración puede observarse en las situaciones extremas, como, por ejemplo, cuando se experimenta un gran terror o ira.

EL ÉXTASIS (p. 182)
Hatha-Ratna-Avali 5.1-2. Traducido por Georg Feuerstein.
El *Hatha-Ratna-Avali* de Shrinivasa Bhatta es un importante compendio de hatha yoga escrito hacia el siglo XVII. Las dos definiciones del éxtasis que en él se dan siguen la metafísica del Vedanta y son muy diferentes de la interpretación del éxtasis del Yoga de Patáñjali. En este último, a efectos prácticos, se reconoce una multiplicidad de yoes trascendentales (*purusha*) y se considera la liberación como la perfecta trascendencia del yo.

LA SENDA HACIA EL ÉXTASIS (p. 183)
Gheranda-Samhita 7.1-3. Traducido por Georg Feuerstein.
El *Gheranda-Samhita,* obra del siglo XVII, es un texto clásico de hatha yoga. Las diez condiciones son ver, oír, oler, saborear, tocar, el dolor, la ira, la envidia, el odio y el deseo sexual. Estas diez condiciones hacen que la mente se distraiga con el mundo finito e impiden la realización del Yo. Su cese coincide con la extática realización del singular Yo.

LOS PODERES PSÍQUICOS (pp. 184-185)
Yoga-Shikha-Upanishad 1.151a-160. Sobre este Upanishad, véase la nota «El transmutado cuerpo del yogui». La cualidad de pertenecer «a otro mundo» (*alaukika*) se refiere al

ocasional uso de poderes paranormales que puede hacer el adepto liberado, denominados también en algunos textos *gunas* («cualidades» o «virtudes»).

LAS SIETE ETAPAS DE LA SABIDURÍA (p. 186)
Laghu-Yoga-Vasishta 6.13.56-60. Traducido por Georg Feuerstein. El *Laghu-Yoga-Vasishta* es un compendio del *Yoga-Vasishta* original, aunque algunos especialistas consideran este último como una extensión del anterior. Fue escrito por Gauda Abhinanda en el siglo IX. Los nombres sánscritos de las siete etapas son: *shubha-iccha, vicarana, asanga-bhavana, vilapini, shuddha-samvin-maya-ananda-rupa, asamvedana-rupa* y *nirvana-rupini*. La palabra «unicidad» se refiere a la visión unitiva, la perfecta realización del adepto liberado que percibe al Yo en todas las cosas y al mismo tiempo todas las cosas en el singular Yo. La identidad de los nueve yoguis no es clara.

EL YO ES LA BASE DE TODO (pp. 187-188)
Brihad-Aranyaka-Upanishad 2.4.11-12. Traducido por Georg Feuerstein. Sobre este Upanishad, véase la nota «La más excelsa tarea». La palabra sánscrita *atman* significa el «yo» y puede referirse a «uno mismo», al «yo», o también al único Yo de todos los seres y cosas, que trasciende tiempo y espacio, el Ser-Conciencia-Gozo (*sac-cid-ananda*, de *sat,* «ser»; *cit,* «conciencia/atención»; y *ananda,* «gozo»). La enseñanza sobre el Yo es el gran secreto que se revela en los Upanishad.

POR EL BIEN DEL YO (p. 189)
Brihad-Aranyaka-Upanishad 4.5.6. Traducido por Georg

Feuerstein. Sobre este Upanishad, véase la nota «La tarea más excelsa».

EL INMORTAL CONTROLADOR INTERIOR (pp. 190-192)
Brihad-Aranyaka-Upanishad 3.7.15-23. Traducido por Georg Feuerstein. Sobre este Upanishad, véase la nota «La más excelsa tarea». El término clave, *antaryamin,* se ha traducido también como «gobernador interior» o «guía interior». Sin embargo, la palabra «guía» carece de fuerza, porque el Yo controla totalmente el universo finito y todos los seres que viven en él. Uddalaka Aruni fue uno de los grandes sabios iluminados de los albores de la época upanishádica.

EL DESPERTAR DEL PODER DE LA SERPIENTE (pp. 193-194)
Gopi Krishna, *Kundalini: Path to Higher Consciousness,* Orient Paperback, Nueva Delhi, 1976, pp. 6-7. Gopi Krishna (1903-1984) experimentó el espontáneo despertar del poder de la serpiente (*kundalini-shakti*) a los treinta y cuatro años mientras estaba meditando. Posteriormente escribió numerosos libros sobre este tema, y se convirtió en el principal portavoz para la investigación científica de este enigmático aspecto del proceso espiritual. La *kundalini* es la energía de la Conciencia, o el poder de la Diosa, y es fundamental para la filosofía y práctica del yoga tántrico y del hatha yoga.

EL ASCETA DE LARGO CABELLO (pp. 195-196)
Rig Veda 10-136. Traducido por Georg Feuerstein. Este célebre himno del *Rig Veda* arcaico se conoce como *keshi-sukta.* El *keshin* es el asceta de largo cabello o sabio (*muni*) capaz de toda clase de hazañas, pero en especial de la heroica

tarea de soportar o aguantar el mundo a través de su formidable ascetismo (*tapas*). Él es amigo de los dioses Vayu («Viento») y Rudra («el Aullador»), asociados ambos con el aire y la respiración. Este himno (*sukta*), lleno de simbolismo y alusiones mitológicas, se considera una de las más tempranas expresiones de la sabiduría yóguica. El «indomable» (*kunamnama*) mencionado en el último verso se ha equiparado en algunas ocasiones con el poder de la serpiente (*kundalini-shakti*).

FLOTANDO EN LO DIVINO (pp. 197-198)
Adaptado de Ram Chandra, *Complete Works of Ram Chandra,* Shri Ram Chandra Mission, Pacific Grove, California, 1989, vol. 1, pp. 374-375. Sobre Ram Chandra, véase la nota «Encuentra tiempo para Dios».

LA LIBERACIÓN EN VIDA (pp. 199-200)
Jnaneshvari 6.463-71. Adaptado de la traducción de V. G. Pradhan y H. M. Lambert en *Jnaneshvari*, Allen & Unwin, Londres, 1967, vol. I, pp. 171-172. Sobre el *Jnaneshvari*, véase la nota «Instrucciones sobre la felicidad». Aquí Brahma es el dios Brahma, creador del universo. La liberación en vida coincide con la realización del Absoluto (*brahman*), que trasciende a Brahma y todas las otras deidades de los reinos celestiales.

EL SABIO LIBERADO (pp. 201-202)
Varaha-Upanishad 4.2.21-30. Traducido por Georg Feuerstein. Esta obra forma parte de los llamados *Yoga-Upanishad*, escritos en la época medieval. «Aquel que se ha liberado en

vida» se traduce en sánscrito como *jivanmukta*. Este estado se conoce como *jivan-mukti* o «liberación en vida». La otra principal clase de liberación es la que coincide con la muerte del cuerpo físico (y, en realidad, supone el abandono de todos los cuerpos o «envolturas»). Se conoce como *videha-mukti* o la liberación sin el cuerpo.

EL SUPREMO CISNE (pp. 203-204)
Paramahamsa-Upanishad 1-3. Traducido por Georg Feuerstein. Este breve Upanishad, compuesto tan sólo de cuatro secciones, describe la clase de adepto iluminado conocida como el «supremo cisne». La imagen que se evoca es la de un ser que, con total desasimiento, vaga por el mundo con la libertad de un cisne. El «hombre de los Vedas» (*veda-purusha*) es el adepto que no sólo conoce la Verdad intelectualmente, sino que se ha unido a ella. Los Vedas, reverenciados como escrituras reveladas, en este caso simbolizan la Verdad en sí misma.

CÓMO SE CONDUCE EL SABIO LIBERADO (p. 205)
Subala-Upanishad 13.1. Traducido por Georg Feuerstein. Este Upanishad, escrito hacia el primer milenio, pertenece al grupo conocido como *Samanya-Vedanta-Upanishad*. El trascendental estado de «unicidad», o *kaivalya*, es el estado de liberación, o total recuperación del Yo, que, según el Vedanta, es uno solo (*kevala*) o uno (eka). El árbol, el loto y el espacio no se lamentan de su destino. De igual modo, al sabio que posee la ingenuidad de un niño no le preocupa la muerte, ya que ha realizado el Yo inmortal. Tampoco la ira o la cólera (*kopa*), que puede destruir en un instante el buen mérito de numerosas vidas, se manifiesta nunca en aquel que ha trascendido el ego.

EL ÉXTASIS CON LOS OJOS ABIERTOS (pp. 206-208)
Tripura-Rahasya 10.1-23a, 36-40. Traducido por Georg
Feuerstein. Sobre el *Tripura-Rahasya*, véase la nota «Tres
grandes obstáculos en el camino». La princesa Hemalekha,
ser completamente iluminado, enseña a su marido que existe
una gran diferencia entre el éxtasis ordinario (*samadhi*) y el
éxtasis natural o «con los ojos abiertos» (*sahaja-samadhi*).
Pasajes como éste son los que hacen que el *Tripura-Rahasya*
sea tan valorado. Es natural, por lo tanto, que fuera la obra
favorita de Ramana Maharshi, uno de los grandes adeptos
que realizaron el Yo.

LOS DIFERENTES NIVELES DE GOZO (pp. 209-211)
Taittiriya-Upanishad 2.8.1-2.9.1a. Traducido por Georg
Feuerstein. El *Taittiriya-Upanishad* se incluye entre las obras
más antiguas de este género de literatura sagrada, y posiblemente se escribió hace unos tres mil quinientos años. Su descripción de los progresivos y elevados niveles de la existencia
extática quiere significar que el gozo del Absoluto es imposible de comprender. Obsérvese la diferencia entre Brahma
(deidad más elevada, el Creador) y *brahman*, el vasto e infinito Ser que abarca todas las cosas, incluyendo al dios Brahma.
«Alguien versado en la sagrada revelación» (*shrotriya*) es un
miembro de la sociedad hindú que ha nacido dos veces, que
se ha imbuido del gran valor de la revelación védica (*shruti*)
tras haber escuchado atentamente (*shrotra*) las recitaciones y
explicaciones del maestro.

EL GOZO MÁS ALLÁ DEL DOLOR (p. 212)
R. Powel, *The Wisdom of Sri Nisargadatta Maharaj*, Globe

Press Books, Nueva York, 1992, p. 67. Sobre Sri Nisargadatta Maharak, véase la nota «Sé el observador».

Yo soy el alimento (p. 213)

Taittiriya-Upanishad 3.10.5. Traducido por Georg Feuerstein. Sobre este Upanishad, véase la nota «Los diferentes niveles de gozo». En el estado de la unión extática, el adepto experimenta la perfecta unidad de todas las cosas, es tanto el sujeto («el que consume el alimento») como el objeto («el alimento»). La expresión «el creador del sonido» (*shloka-krit*) puede que se refiera al Absoluto como matriz suprema del sonido sagrado OM, fuente de todas las manifestaciones. Pero también implica que a partir de este exaltado estado el adepto crea los versos (*shloka*) cargados de significado espiritual.

¡Me ensalzo a Mí mismo! (p. 214)

Ashtavakra-Samhita 2.11-14. Traducido por Georg Feuerstein. El *Ashatavakra-Samhita* (o -*Gita*), breve tratado medieval, es una popular presentación poética del no dualismo, y era el favorito de Swami Vivekananda.

La conciencia cósmica (pp. 215-216)

Paramahamsa Yogananda, *Autobiografía de un yogui,* Siglo Veinte, Buenos Aires, 1973, p. 132. Paramhamsa Yogananda (1893-1952), fundador del Self-Realization Fellowship (la sede principal está en Los Ángeles), fue uno de los primeros adeptos del yoga que enseñó en Occidente.

Yo soy Él (pp. 217-218)

Adaptado de *In Woods of God-Realization: The Complete*

Works of Swami Rama Tirtha, Rama Tirtha Pratisthan, Lucknow, India, 1975, vol. 5, pp. 337-338. Sobre Swami Rama Tirtha, véase la nota «El cuello de botella de la mente». El *turiya,* o «cuarto», es el cuarto estado, que trasciende el estado de vigilia, el soñar y el estado de sueño. Es la condición de la eterna mente despierta o conciencia, el Yo. Swami Rama Tirtha escribió estas descriptivas líneas durante su estado de éxtasis (*samadhi*), que duró varios días.

LA INMORTALIDAD (p. 219)
Arthur Osborne, *Ramana Maharshi and the Path of Self-Knowledge,* Samuel Weiser, York Beach, Me., 1970, p. 185. Sobre Ramana Maharshi, véase la nota «Suprime la noción del "yo" al interrogarte a ti mismo». Ramana Maharshi pronunció estas palabras poco antes del fallecimiento de su cuerpo físico. Para un ser liberado, la muerte no existe, ya que ha dejado de identificarse con el cuerpo.

Lecturas recomendadas

✿

Aurobindo, Sri, *The Synthesis of Yoga*, Sri Aurobindo Ashram, Pondicherry, India, 1976.

Un profundo estudio de la filosofía y práctica del yoga integral enseñado por el autor, que fue uno de los grandes sabios de la India moderna.

Avalon, Arthur (Sir John Woodroffe), *The Serpent Power*, Dover, Nueva York, 1974.

Una obra clásica sobre el kundalini yoga y laya yoga tradicionales, que presenta una detallada información sobre las estructuras del cuerpo sutil, como, por ejemplo, los *chakras* y *nadis*, e incluye traducciones del *Shat-Cakra-Nirupana* y del *Paduka-Pancaka*.

Brunton, Paul, *The Notebooks of Paul Brunton*, 16 vols. Burdett, Larson Publications, N.Y., 1984-1988.

Esta obra póstuma, recopilada en forma de apuntes, representa un tesoro oculto para los estudiantes del yoga y para la espiritualidad en general, y complementa los otros libros de este autor.

Criswell, Eleanor, *How Yoga Works: An Introduction to Somatic Yoga*, Freeperson Press, Novato, California, 1989.

Valiosa introducción a la aproximación yóguica que fomenta la integración del cuerpo y la mente, basada en la visión del yoga tradicional y también en la experimentación personal del autor. Incluye un estudio del proceso yóguico desde una perspectiva científica.

Eliade, Mircea, *Yoga, inmortalidad y libertad*, Leviatán, Buenos Aires.

Exhaustivo estudio clásico del yoga desde la amplia perspectiva de la historia de la religión, escrito por el célebre especialista occidental, que simpatizaba con esta tradición.

Feuerstein, Georg, *Introduction to the Bhagavad-Gita: Its Philosophy and Cultural Setting*, Quest Books, Wheaton, Ill, 1983.

Este libro ofrece la información necesaria para el estudio del Gita, no sólo la primera escritura que se conserva de yoga, sino también la más leída.

—, *The Yoga-Sutra of Patáñjali*, Inner Traditions, Rochester, Vt., 1990.

Se trata de una traducción literal y el comentario de los aforismos de Patáñjali.

—, *Wholeness or Transcendence? Ancient Lessons for the Emerging Global Civilization*, Larson, Burdett, N.Y., 1992.

Un estudio introductorio de la tradición del yoga desde el amplio punto de vista de la evolución de la conciencia, siguiendo el modelo de Jean Gebser.

—, *The Philosophy of Classical Yoga,* Inner Traditions, Rochester, Vt., 1996.

Esta monografía de gran erudicción examina los conceptos fundamentales filosóficos y psicológicos del yoga de Patáñjali, que podrían derivarse ante todo de un meticuloso estudio de los *Yoga-Sutra,* y en segundo lugar, los comentarios existentes sobre esta obra.

—, *Yoga,* Oniro, Barcelona, 1998.

Concisa introducción a la filosofía, historia y práctica de una de las ramas más importantes de la tradición hindú.

—, *The Shambhala Encyclopedia of Yoga,* Shambala Publications, Boston y Londres, 1997.

La más exhaustiva enciclopedia de yoga que contiene más de dos mil entradas y numerosas ilustraciones.

Frawley, D. *Tantric Yoga and the Wisdom Goddesses,* Passage Press, Salt Lake City, 1994.

Popular introducción al tantrismo, respetuosa con las fuentes tradicionales, centrada en las diez formas de sabiduría de la Divinidad femenina.

Ghosh, S. *The Original Yoga,* Munshiram Manoharlal, Delhi, 1980.

Este volumen contiene pasajes traducidos del *Shiva-Samhita Gheranda-Samhita* y *Yoga-Sutra,* junto con la transcripción del texto sánscrito.

Govindam, Marshall, ed., *Thirumandiram: A Yoga Classic*

by Siddhar Thirumoolar. Traducido por B. Nataratajan. Babaji's Kriya Yoga and Publications, Montreal, 1993.

Una traducción libre de lo que se conoce mundialmente como la obra más importante en tamil sobre yoga.

Iyengar, B. K. S. *La luz del yoga,* Kairós, Barcelona, 1995.

La obra más exhaustiva sobre las posturas (*asana*) del hatha yoga, escrita por el más fiel defensor contemporáneo de esta rama del yoga. Profusamente ilustrada.

—, *Luz sobre el pranayama,* Kairós, Barcelona, 1997.

Un libro que acompaña a la obra anterior, igualmente minucioso y útil.

—, *The Tree of Yoga,* Shambhala Publications, Boston, 1989.

Desarrollando la metáfora de un árbol, el célebre autor presenta una bella introducción a la práctica del yoga.

Krishna, Gopi, *Living with Kundalini: The Autobiography of Gopi Krishna,* editado por Leslie Shepard, Shambhala Publications, Boston, 1993.

Esta obra, basada en la experiencia personal del autor, introduce el concepto de la kundalini en Occidente en más amplios círculos.

Muktananda, Swami, *Play of Consciousness (Chitshakti Vilas),* Harper & Row, San Francisco, 1978.

Un relato en primera persona que presenta la práctica yóguica y los estados más elevados de conciencia provocados por el despertar de la kundalini. Narrado por uno de los adeptos hindúes más importantes del siglo xx.

Osborne, Arthur, editor, *The Teachings of Ramana Maharshi*, Samuel Weiser, York Beach, Me., 1996.

Contiene algunas de las preciadas conversaciones entre el gran sabio Ramana Maharshi, que alcanzó la verdad de la no dualidad, y los modernos aspirantes a la verdad.

Radhakrishnan, Sarvepalli, traducido por, *The Bhagavadgita*, Routledge & Kegan Paul, Londres, 1960.

Célebre traducción del Gita que incluye la transliteración del texto sánscrito y un erudito comentario.

—, *The Principal Upanisads*, Allen & Unwin, Londres / Humanities Press, Nueva York, 1974.

Contiene pasajes traducidos con gran erudición, de los dieciocho Upanishad, acompañados de la transliteración del texto sánscrito, notas y una valiosa introducción al Vedanta.

Sannella, Lee, *The Kundalini Experience*, Integral, Lower Lake, California, 1987.

El autor, precursor del estudio psiquiátrico de la kundalini, presenta una clara explicación de los efectos fisiológicos y psicológicos que provoca el despertar de la kundalini.

Sivananda Radha, Swami, *Hatha Yoga: The Hidden Language*, Timeless Books, Spokane, Wash., 1987.

Inspirador estudio, orientado a la práctica del yoga, sobre el simbolismo de una selección de posturas (*asana*) yóguicas.

Subramuniyaswami, S. Satguru, *Dancing with Siva: Hin-*

duism's Contemporary Catechism, Himalayan Academy, Concord, Calif., 1993.

Inmejorable compendio de 1.008 páginas sobre la tradición espiritual del sivaísmo (culto al Divino en forma de Siva). Profusa y bellamente ilustrado, es obra de los monjes del monasterio hindú de Kauai.

Varene, Jean, *Yoga and the Hindu Tradition,* University of Chicago Press, Chicago, 1976.

Sólida introducción al yoga que incluye pasajes traducidos del *Yoga-Darshana-Upanishad.*

Venkatesananda, Swami, *The Concise Yoga Vasistha,* State University of New York Press, Albany, 1984.

Versión condensada de 400 páginas muy accesible sobre el voluminoso *Yoga-Vasishta.*

Vivekananda, Swami, *Raja-Yoga,* Ramakrishna-Vivekananda Center, Nueva York, 1982.

—, *Karma-Yoga and Bhakti-Yoga,* Ramakrishna-Vivekananda Center, Nueva York, 1982.

—, *Jnana-Yoga,* Ramakrishna-Vivekananda Center, Nueva York, 1982.

Todos los libros de Swami Vivekananda están escritos desde el punto de vista del Vedanta Advaita. Sus tratados de raja, karma, bhakti y jnana yoga ofrecen numerosas y valiosas apreciaciones basadas en su vasta práctica de yoga.

Yogananda, Paramahansa, *Autobiografía de un yogui,* Siglo
Veinte, Buenos Aires, 1973.

Famosa obra poblada de insólitos personajes y milagros
yóguicos experimentados por el autor durante sus años como
discípulo.

Agradecimientos

Desearía agradecer a los siguientes autores y editores su autorización para la reproducción del material con *copyright* de esta obra.

A. J. Alston (autor y editor) por los dos pasajes de *The Devotional Poems of Mirabai*.

Shati Sadan, 29 Chepstow Villas, Londres WII 3DR, por el pasaje de *Songs of Enlightenment: Poems of Swami Rama Tirtha*, traducido por A. J. Alston.

Radha Soami Satsang Beas, P. O. Dera Baba Jaimal Singh, Distrito de Amristar, Punjab, India, por los tres poemas de *Dera*, y los tres poemas de *Kabir: The Weaver of God's Name*, de V. K. Sethi.

Babaji's Kriya Yoga and Publications, Inc., 196 Mountain Road, P. O. Box 90, Eastman, Quebec, Canada JOE IPO, por su adaptación de los pasajes del *Thirumandiram*, obra traducida por B. Natarajan y publicada por M. Govindan.

Grove/Atlantic, Inc., 841 Broadway, Nueva York, NY 10003, por el pasaje de *Songs of the Bards of Bengal*, de Deben Bhattacharya.

He hecho todo lo posible por establecer contacto con los editores y obtener su autorización para la reproducción de las citas que requerían un permiso según la ley de propiedad intelectual. Respecto a aquellos casos en que no he recibido respuesta o no he podido localizar la nueva dirección del autor o del editor, me complacería añadir una completa reseña en las ediciones futuras de esta obra tan pronto me lo comuniquen.

Agradezco sinceramente a Samuel Bercholz, Peter Turner, Ron Suresha y otros infatigables miembros de la plantilla de la editorial Shambala su eficaz ayuda, y, como siempre, a Trisha, mi esposa, su contribución a la creación de este libro.

Sobre el editor

Georg Feuerstein, doctor y especialista independiente en filosofía y antropología social, empezó a interesarse por la espiritualidad de la India a la edad de trece años, y desde entonces ha seguido la senda yóguica de distintas formas. Dirige el Yoga Research Center y edita el boletín informativo del Center's Yoga World. Forma también parte de la junta directiva de Healing Buddha Foundation, en Sebastopol, California, y participa en la publicación de *Yoga Journal*, *Inner Directions* y la revista *Intuition*. Entre sus casi treinta libros publicados destacan *Yoga* (publicado por esta misma editorial), *The Shambhala Encyclopedia of Yoga*, *Lucid Waking* y *The Yoga-Sutra of Patanjali*. Entre sus publicaciones en preparación figuran *Shambhala Guide to Tantra* y *The Yoga Tradition*.

Para quienes deseen conocer su trabajo actual, sus artículos aparecen con regularidad en la siguiente página web:
    http://members.aol.com/yogaresrch/

Para establecer contacto por correo:
    Georg Feuerstein, Yoga Research Center
    P.O. Box 1385, Lower Lake, CA 95457

Y por correo electrónico:
    yogaresrch@aol.com